まちがえた治療は
三大合併症を引き起こす

糖尿病はこわくない

血液中の下げられた糖は
どこへもっていかれるのか

桑員クリニック院長・医学博士
橋爪 勝

はじめに

わたしは三重県で内科医としてクリニックを経営しています。そして、休日などを使って各地で講演もさせていただいています。その講演のなかで糖尿病についての話をするせいか、地元だけでなく遠隔地から診察を受けに来てくださる患者さんも増えてきました。その方々のほとんどがそれまでの長い間、医療機関で治療を受けてきているにもかかわらず、状態が改善しないという方たちです。

はじめての患者さんに対して、わたしは最初にある質問をします。

「SU剤は何年くらい使ってきましたか」*（*SU剤はスルホニル尿素薬の通称）

「二、三年です」という人もいれば、「もう十年になります」、「十五年は飲んでいます」という人もいます。なかには、「じつは、薬はずいぶん前からもらっていましたが、あまりまじめに飲んでいませんでした」といいづらそうにする人もいます。返ってくる答えはじつにさまざまです。しかし、ひとつの共通項があります。それはどの患者さんも治っていないということです。

糖尿病の患者さんを診させていただくたびに、ひとつの疑問がうかびます。

〝これだけ長い間、薬やインスリン治療を受けているにもかかわらず、どうしてみんな治らないのか〟

厚生労働省の調べによると、「糖尿病が強く疑われる人」は八九〇万人おり、「糖尿病の可能性が否定できない人」は一三二〇万人。合計すると、二二一〇万人にもなります（平成一九年の国民健康・栄養調査）。これはおおよそ、国民の六人に一人の割合です。さらに、糖尿病で死亡する人は年間一万四〇〇〇人ほどいるそうです。そしてこの患者数は年々増加の傾向にあります。

どうして患者数が減らないのでしょうか。なぜ、治療の効果が出ないのでしょうか。患者の方たちがきちんと継続的に治療を受けないことが原因なのでしょうか。わたしは、日頃患者さんを診させていただくなかで、こう感じています。

――今の糖尿病治療はどこかまちがっている――

何年も治療をつづけているにもかかわらず、改善しない、治らないのならば、その治療法にはどこかまちがいがあるはずです。少なくとも、患者さんにとって最適な治療法でないことは明らかです。

そして、同時に、こうも思うのです。

——実際、ほんとうにそんなに糖尿病患者がいるのだろうか——

医師になって三十五年、「糖尿病をわずらっている」とされるいろいろな患者さんを診てきました。その全員が薬やインスリンによる治療が必要だったかというと、決してそうではありません。ほんとうにその必要性をせまられている人はごく一部でした。現在、わたしが診させていただいている患者さんのなかでも少数です。あとの人は、食事などの生活習慣から、あるいは体の具合や生活環境から、あくまでも一時的に血糖値が高くなっている状態、つまり「高血糖症」です。これは、原因をさぐり、そこを改善すれば薬を使わずとも、概して血糖値の高い状態は改善します。

わたしは医師としての経験から、こう思うのです。

――日本人にほんとうの糖尿病患者というものはそんなには多くない――

血糖値を目安にすることは大切ですが、数値にあまりにもとらわれすぎるのも問題です。厳密に数値に従っていると、その範囲から少しでも逸脱している人はみな病気にされてしまいます。人間の体は非常に複雑かつ繊細にできています。さまざまな器官やホルモンなどが複雑なはたらきをして絶妙なバランスをとっています。病的理由だけでなく、そのときの体の状態、環境や精神状態で刻一刻と変化しているものです。そして、状態は個人個人ちがいます。

血糖値が基準値内である人は疑いなし、そして基準値からオーバーしてしまっている人は糖尿病、そんなふうに簡単にラインを引けるものではないのです。ですから、わたしはいつも患者さんにいいます。

「少しくらい血糖値が高くても大丈夫ですよ」

ところが、患者さんたちは「先生、薬で血糖値を下げてください」、「血糖値は基準値以内にしないといけないのではないですか」、「三大合併症になったら困ります」と心配げな顔をします。それは、「血糖値が高い＝糖尿病」、「糖尿病＝恐ろしい病気」というイメージがわたしたちの頭に植えつけられているからです。

しかし、まちがった治療をしなければ、大部分の糖尿病は治ります。少々血糖値が高くても三大合併症もそう簡単には起こしません。

――糖尿病は決してこわい病気ではない――

糖尿病はただしい治療を行えば治る病気です。医師としての経験から、このことははっきりといえます。この本を通じて多くのみなさんにそのことを知っていただきたいと思います。

血糖値が高いと悩んでいる方、長年、糖尿病治療をしているが改善されない方々に向けて、糖尿病は「こわい病気ではないこと」、「治る病気であること」を分かりやすく説明してまいります。ぜひ、最後までご一読ください。みなさまの参考になれば幸いです。

二〇一一年初夏　著者

CONTENTS

目次

第一章

『糖尿病とは』

糖尿病についての一般的知識

「糖尿病とはどんな病気ですか」

講演などで参加いただいている方にこのようにたずねると、多くの人が次のように答えます。

「血糖値が高くなる病気です」
「血糖値が高くなって三大合併症を起こす病気です」

そこで次の質問をします。

「では、血糖値が高いことの何がいけないのでしょうか」

この質問に対しては、ほとんどの方がしどろもどろになってしまいます。

糖尿病というと、「血糖値が高いこと」そして「三大合併症を引き起こすもの」として認識されています。糖尿病と診断されると、まず血糖値のコントロールに一喜一憂する治療がはじまるからです。

わたしは、ここに誤解のはじまりがあるように感じます。わたしたちの体とブドウ糖の関係、そして血糖値が高くなるということについて、偏った情報と知識が蔓延しているように思えるのです。たしかに、血糖値が高いことも三大合併症になる可能性があることも、糖尿病の一面です。しかし、それだけをもってほんとうの姿を知っているとはいえないのです。

ご存じの方も多いとは思いますが、糖尿病には大きく分けてⅠ型とⅡ型があります。

Ⅰ型というのは、血糖値のコントロールに深く関与しているインスリンというホルモンを分泌する膵臓のベータ細胞が何らかの理由で破壊され、インスリンを分泌することができなくなってしまっている状態です。この場合、細胞が回復する可能性は少ないことから、今のところインスリンを外部から体内に入れるしか治療方法はありません。この型の患者さんは全体のわずか5％ほどです。

そして、じつに残り95％がⅡ型に分類されます。糖尿病といわれている人のほとんどがこれにあたるわけです。このⅡ型はインスリンの分泌量が少ない、あるいはインスリンは分泌されているものの体内でうまく作用していないために血糖値が高くなっているものです。このおもな原因は生活習慣にあります。

Ⅱ型にはほかにも妊娠中になる糖尿病、遺伝子の異常や薬剤が原因となるものなどありますが、食生活や運動など、生活習慣に起因するものがほとんどです。

I型とはちがい、膵臓のベータ細胞が完全にやられてだめになってしまっているわけではないので、早期に原因を究明解決し、ただしい治療を行えば改善の余地が十分にあるものなのです。

このように現在の糖尿病は圧倒的にII型が多数を占めるため、この本ではII型、とくに生活習慣による糖尿病を前提に話をすすめてゆきたいと思います。

糖尿病の診断をくだすうえで、血糖値は大きな手がかりとなります。糖尿病かどうか、その疑いがあるかないかを知るために、「血糖値」と「ヘモグロビンA1c（HbA1c）」というものを調べます。血糖値とは血液中にどのくらいブドウ糖があるかを示す数値です。ヘモグロビンA1cというものは、赤血球内のたんぱくである「ヘモグロビン」と血中のブドウ糖がどのくらい結びついているかを示す数値で、ここ一、二か月間の血糖の状態を推測するために参考にします。

次の基準のいずれかを満たした場合、糖尿病型とみなされます。

◎早朝空腹時の血糖値が一二六㎎／dl以上
◎七五gOGTTというブドウ糖を飲用し、その後の血糖値を調べる試験で、二時間後の血糖値が二〇〇㎎／dl以上
◎HbA1cが6.1％以上（ちなみに、6.1％というのは日本で使用されている値で、国際標準値は6.5％です）
◎随時血糖値[*]二〇〇㎎／dl以上

（*食事と採決時との時間関係を問わずに測定した血糖値ことで、糖負荷後の血糖値は除く）

そのほか、口の渇きや多飲、多尿など糖尿病の典型的な症状が出ているかなども参考にしますが、やはり血糖値とHbA1c検査の結果を前提とします。

表 1. 空腹時血糖値および 75g 経口糖負荷試験（OGTT）
2 時間値の判定基準

空腹時	75gOGTT 2 時間値	判　定
110mg/dl 未満 （6.1）	140mg/dl 未満 （7.8）	両者を満たす 場合、 正常型
126mg/dl 以上 （7.0）	200mg/dl 以上 （11.1）	どちらかを満たす 場合、 糖尿病型
正常型にも糖尿病型に属さない場合を境界型		

* 値は静脈血漿値
* 括弧内は mmol/l
* 正常型であっても、1 時間値が 180mg/dl（10.0mmol/l）以上の場合には、180mg/dl 未満のものに比べて糖尿病に悪化する危険が高いので、境界型に準じた取り扱い（経過観察など）が必要である。また、空腹時血糖値 100〜109mg/dl のものは空腹時血糖正常域の中で正常高値と呼ぶ。
* OGTT における糖負荷後の血糖値は随時血糖値*には含めない。HbA1c（国際基準値）（%）は現行の JDS 値で表記された HbA1c（JDS 値）（%）に 0.4% を加えた値で表記する。

（＊食事と採決時との時間関係を問わずに測定した
血糖値ことで、糖負荷後の血糖値は除く）

（日本糖尿病学会：糖尿病 53 巻 6 号 2010
「糖尿病の分類と診断基準に関する委員会報告」）

これだけ糖の値が重視されるのですから、「糖尿病＝血糖値が高くなる病気」というイメージが固定してしまっても不思議ではありません。また、多くの人が血糖値に対して非常に敏感になることも当然です。

そして、糖尿病といえば三大合併症です。

◎自律神経や手や足の末梢神経に障害が出る糖尿病性神経障害
◎目の網膜がやられてしまう糖尿病性網膜症
◎腎臓の機能が衰えてしまう糖尿病性腎症

これらの三つですが、どれも毛細血管が障害され、血流がわるくなることが大きな原因です。神経も目も腎臓も、わたしたちの体にとっては非常に大きな役割を果たしているものです。合併症がひどくなり、手足の切断、視力の喪失、人工透析ということになると生活はもちろん、人生そのものが大きく変わってしまいます。患者さんが恐怖を感じるのももっともですし、「糖尿病になったら血糖値をコントロールして三大合併症にならないようにしなくてはならない」と神経質になるのも理解できます。

では、血糖値が高いとどうして三大合併症を起こすのでしょうか。

よく、血糖値が高いと動脈硬化性の変化を起こして血管が弱く、もろくなるといわれます。医師のなかには、血糖値が高いと体の末梢部分の毛細血管にブドウ糖が沈着して、そこに血栓のようなものができてしまい、血管がやぶれてしまうという人もいます。要するに、血糖値が高いと血管がやられてしまう。よって、毛細血管がたくさんあつまっている部位、神経、目、腎臓がやられ、三大合併症というものが引き起こされるというのが現在の一般的見解です。わたしは、これらの説に疑問をもっています。それについてはまたあとでくわしく説明させていただきます。

ただしい糖尿病の知識

「糖尿病とはひとことでいうと、どのような病気ですか」

もし、わたしがこのようにたずねられたら、次のように答えます。

「糖の代謝障害です」

糖尿病は血糖値が高くなる病気であることはまちがいではありません。しかし、血糖値が高いということは、糖尿病の一面、あくまでも症状であり、病気の本質をあらわしてはいません。というのは、問題は血糖値が高いことではなく、血液中のブドウ糖を細胞に取り込むことができないことにあるからです。

わたしたちが口から摂取した食べ物は胃腸で消化・吸収され、エネルギーとなったり、体をつくったりします。このうち、生きるための大きなエネルギーの源となるのがブドウ糖です。

食べ物、おもに炭水化物（糖類・糖質）を摂取すると、消化器官で分解されブドウ糖になります。そしてそれが血液中に取り込まれてゆきます。つまり、血液のなかにブドウ糖が流れるわけです。すると、インスリンというホルモンが分泌され、血液中のブドウ糖を細胞のなかに取り込むはたらきをします。こうして吸収されたブドウ糖を、細胞はエネルギーにしたり、体温を調節したり、またはコレステロールの材料にしたりします。これが「代謝」といわれるものです。この代謝のおかげでわたしたちは生きているわけです。

この食べ物の摂取から代謝に至るまでの流れに何の問題もなければ、血糖値が高くなることはありません。ところが、ブドウ糖が細胞にうまく取り込まれていないと血液中の血糖値は高くなります。その原因はインスリンの作用です。インスリンの分泌量が少ない、あるいは分泌はされているもののその作用に抵抗する環境が体内にあると、十分にブドウ糖を細胞に取り込むことができません。ブドウ糖が取り込まれないということは、血液中に残って流れたままになり、血糖値が高くなります。また、細胞はエネルギーをつくることができない、つまり代謝がうまくゆかないわけですから、体は当然エネルギー不足となり不調を呈することになります。

これが糖尿病というものです。

このように、血糖値が高いということは、あくまでもひとつの症状としてのあらわれであり、それが根本的原因ではないのです。

高血糖の原因

血糖値が高くなる大きな原因が、インスリンの分泌状態やはたらきの効力によるということは明確な事実です。では、インスリンがうまく出ない、あるいは作用しなくなってしまうことの原因はどのようなものなのでしょうか。

まず挙げられるのが食生活です。ブドウ糖は糖類に分類されます。糖類というと砂糖や果物などの「甘いものに含まれるもの」というイメージをもつ方が多いかもしれませんが、じつは、主食である米やパンなどに使われる小麦など、炭水化物に含まれているデンプン（糖質）も消化・分解によってブドウ糖になります。これらは多量に摂取される傾向があるため、一番気をつけなければなりません。

糖類や糖質をたくさん摂取すると、消化されてたくさんのブドウ糖が血液中に流れます。すると、それらを細胞に取り込むために多量のインスリンが必要になり、体は懸命に分泌しようとします。その状態が頻繁に生じ、長い間つづくとどうなるでしょうか。

インスリンは膵臓のランゲルハンス島にあるベータ細胞という部位から分泌されます。このベータ細胞のところを血液が通ってゆく際、体は血液中にどのくらいブドウ糖が流れているかを測定します。そのときに血液中に糖がたくさん流れていればインスリンを多く出します。少なければ少量しか出しません。このように血糖の量に応じてうまく調節しているわけです。

しかし、あまりにも頻繁に多量のインスリンを出さなければならないとなると、当然、膵臓は疲れてきます。年がら年中、たくさんはたらかされるわけですから、過労の状態になるのです。わたしたちも疲れがたまった状態で仕事をつづけると効率が下がります。それと同じで、膵臓も疲弊してくればインスリンがあまり出なくなってきます。効き目もわるくなります。そうなると、血液中のブドウ糖を細胞にうまく取り込むことができなくなり、結果として「血糖値が高い」状態になるのです。

食生活と糖尿病には密接な因果関係があります。食生活を省みてください。糖類や糖質を過剰に摂取する傾向にありませんか。炭水化物の摂取量が多い、あるいはジュースや缶コーヒーなど甘い飲み物や甘いお菓子、またはお酒などの飲みすぎなど、膵臓を疲れさせる要因がいくつもあるはずです。また、気づいていなくても、加工品など糖類を多く使ったものを口にしていることもあるでしょう。飽食の時代といわれる今、食事にしても甘い飲み物にしても、人類の進化においてかってないほど過剰に摂取する傾向にあります。しかし、わたしたちの体のほうは、そのような食生活に対応しきれていないのです。

糖尿病患者はほんとうにたくさんいるのか

高血糖と食事とのかかわりについて、少しご理解いただけたかと思います。糖尿病のなかでも罹患率が高いⅡ型の糖尿病については、この食生活が大きな原因となっているといっても過言ではありません。しかし、食生活という生活習慣に原因があるのであれば、それを改善すれば状態はよくなってゆくわけで、よほどの緊急性がなければ薬物治療の必要性は高くありません。わたしのクリニックでも、糖尿病という理由で診察を受けにくる患者さんのなかで、ほんとうに薬物治療を必要とすると思える方は決して多数ではありません。多くの方は薬物に頼らずとも生活習慣で改善する、つまり生活習慣によって血糖値が高くなってしまっている「高血糖症」であって、糖尿病と呼ぶほどのものではないといえるでしょう。ですから、厚生労働省などが、「糖尿病が強く疑われる人が八九〇万人いる」と発表しても、その数字をわたしはあまり信じてはいません。

しかし、何らかの事情で血糖値が高い状態にある人が多くいることは事実です。じつは食生活以外にも血糖値が高くなってしまう原因がいくつかあります。

たとえば、身近なものでは風邪をひいたときやストレスを感じたときなどです。また、脳梗塞を起こせば一時的に糖尿病と同じ高血糖のパターンをきたします。最近では、歯周病との関連性も指摘されています。

ストレスを感じる、あるいは心が緊張した状態にあるとアドレナリンというホルモンが分泌されます。これは血糖値を上げてエネルギーを充てんし、体を「戦闘モード」にします。それによって、ストレスや緊張を引き起こす状況、環境に対応しているのです。

脳梗塞で倒れると、一時的にブドウ糖をたくさん血液中に流し、そのブドウ糖を脳のほうへ送ることによって脳梗塞を起こした個所を最小限にとどめようとします。また体が不調のときはそれを治癒するために血糖値を上げて糖尿病様の状態を呈することがあります。実際、パーキンソン病をわずらっているわたしの兄も一時的に糖尿病様の状態になりました。しかし、これらは一時的なものであり、かつ体が通常とはちがう状態に対応しようとするもの、あるいはわるいところを治そうとする作用であり病的状態ではありません。むしろ、体にとって必要な反応なのです。

これらの例のように、わたしたち人間は状況に応じて血糖値を高くすることがあります。さらにもっと細かくいえば、一日のなかでも刻々と血糖値は変化します。

こういった「糖尿病様」の状態はあくまでも一時的な体の反応でそのようになっているだけであり、「真性糖尿病」ではありません。この人たちに薬を使って糖尿病の治療をほどこしたらどうなるでしょうか。体は必要だから血糖値を高くしているのに、それを薬で無理やり下げてしまったら、体は混乱状態になります。

みなさんは、「お医者さんなら、糖尿病なのか、病気などによる一時的なものなのか、そのちがいくらい分かるはずだ」と思うかもしれません。しかし、現実は一時的にでも血糖値が高くなると、糖尿病とみなして治療をほどこされてしまうことが多々あるのです。前出のわたしの兄も、わたしが診るようになる前には、パーキンソン病の治療と併せて糖尿病の治療を受けていました。糖尿病でないのに糖尿病の薬物治療を受けてしまうことのこわさについては後の章にゆずることにしますが、「ほんとうの糖尿病」ではないのに、糖尿病と判断され治療をされてしまうという「偽糖尿病患者」の方が多く存在する。そしてその数は決して少なくないと、はっきりいえます。

このように血糖の状態と患者さんをとりまく生活環境や心身の状態というものは密接にかかわっています。ですから、「自分は糖尿病だ」あるいは「血糖値が高い」といって診察を受けにくる患者さんを診る際、まず、血糖値が高くなっている原因がどこにあるのかを見極めることがとても大切なのです。そこを見誤ると、治療の効果はあまり期待できないどころか、かえって体にとってマイナスの影響をもたらす可能性さえあるのです。

第二章

『糖尿病はこわくない』

糖尿病のこわさとは

最近、わたしの講演を聞いて、糖尿病についての偏った先入観をもたずにクリニックに足を運んでくださる患者さんも増えました。しかし、クリニックにはじめて診察を受けにおとずれる患者さんのほとんどが、糖尿病に対して大なり小なり恐怖心をもっています。わたしは治療についての説明をする前に、まずみなさんにいいます。

「糖尿病は決してこわい病気でもないし、治らない病気でもありませんよ」

それでも、病気に対する不安がない人などはいません。

「糖尿病の何がこわいのですか」

と、わたしがたずねると、九割以上の人がこう答えます。

「三大合併症を起こしてしまうことがこわいのです」

たしかに、糖尿病で血糖値が高いこと自体に恐れを抱く人はそう多くないでしょう。たくさんの人が次に引き起こされる三大合併症を恐れています。血糖値が少々高くても、そう自覚症状があるわけではありません。検査を受けてはじめて自分は血糖値が高いということを知る人が大部分でしょう。三大合併症というリスクのために、必死になって血糖値を下げようと治療を受けるわけです。

しかし、わたしの経験からいって、三大合併症はそう簡単には起きません。ただし、これにはふたつ条件があります。まずは、非常に血糖値が高い状態、たとえば随時血糖値が三〇〇、四〇〇を超えるような状態を五年も十年も放置しないこと。そしてもうひとつはまちがった治療をしないということです。

三大合併症はそう簡単には起こらない

三大合併症と高血糖との関係についての一般的な説については、前に述べました。血糖値が高いことによって血管、とくに毛細血管がダメージを受けるというものです。しかし、この説に対してわたしは疑問をもっています。理由はいくつかありますが、まずは血糖値というもの自体の存在に関するものです。

わたしたちが生きてゆくうえで、ブドウ糖は絶対に必要なものです。ブドウ糖、酸素そして水でエネルギーをつくり出し、体温を保ち、体を動かして生命活動を営んでいます。ブドウ糖がなければ、わたしたちの体は動きません。さらに、わたしたちの体をコントロールし、体のなかでもっとも大切な臓器とされる脳にとって、唯一のエネルギー源がブドウ糖です。ブドウ糖が届かなくなる状態がつづくと、脳は死んでしまいます。

ブドウ糖はコレステロールの材料でもあります。コレステロールというと、悪者のイメージをもつ方も多いかもしれませんが、細胞を覆う細胞膜やホルモンをつくる大切なものです。ブドウ糖がなければコレステロールを十分につくることができません。このようにブドウ糖はわたしたちの体にとって多くの大切なものの原料またはエネルギー源になっています。わたしたちが生きてゆくうえで欠かせないものなのです。

そして、わたしたちが想像する以上に、人間の体というものはよくできており、綿密に制御され、バランスを保つようになっています。体にとってよくない状態が生ずれば、それを改善する作用がはたらきます。そう簡単に病的状態になるわけではありません。

これらのことを考えると、生命体にとってもっとも大切なエネルギー源であるブドウ糖が血液中に多少多く流れていたとしても、体に大変なわるさをするようには思えないのです。たしかにあまりにも血糖値が高い状態を長い間放置し、何も改善策をとらなければ影響はあるでしょう。しかし、少々のことで血管がやられるということはないと思うのです。

また、わたしからすると、高血糖が血管にダメージを与えるという説に対して、納得できるだけの確固たる根拠と証拠がまだありません。諸説ありますが、どれもすっきりと納得できるものではないのです。

そしてもうひとつの理由は、医師としての自らの経験です。

わたしは内科医になって三十五年になります。そのなかで、随時血糖値が三〇〇、ＨｂＡ１ｃが10％を超えるような人もいましたが、三大合併症を起こすということはごくまれです。血糖値が少々高い状態が半年や一年つづいたとしても、すぐに三大合併症が引き起こされることはまずありません。

今まで何人もの患者さんを診させていただいてきましたが、血糖値があまりにも高い状態を何年も放置していたという方は別として、原因となる生活習慣を見直せば三大合併症を起こす方は、まずいませんでした。

実際にわたしが診てきた患者さんのなかで、こんな症例もあります。

姉弟でお二人とも糖尿病をわずらっていました。加えてお二人とも高脂血症、つまり血糖値もコレステロールも非常に高い状態でした。同じ生活環境と習慣で暮らしてきたことによって生じた状態だと思われました。家族性の糖尿病、高脂血症だったのでしょう。随時血糖値は三〇〇、四〇〇まで平気で上がります。Ｈ bA1cも食事に気をつけ、運動をするようにしなければ一三とか一四という状態でした。また、お姉さんに至ってはコレステロールが六〇〇とか七〇〇ということがざらでした。現在、総コレステロールの正常上限値というものはありませんが、普通はせいぜい三〇〇以下ですから、かなり高い状態です。この姉弟お二人ともわたしのクリニックに治療に通っていただいていましたが、ここではお姉さんの治療についてお話しましょう。お姉さんに関しては二十年以上もわたしが診ていました。

わたしはもともと、糖尿病の一般治療薬として認知されているSU剤は使わないという信念で医療を行ってきましたので、この方についても生活習慣の見直し、具体的には運動と食事療法を主体としてきました。しかし、ときおりなまけてしまうことがあり、随時血糖値が二〇〇台にまで下がることはあまりありませんでした。それでも腎臓の合併症も神経症的な合併症もなく、ただ、眼底だけが多少出血をきたしている程度で、深刻な状態ではありませんでした。現在は九十歳を超え、特別養護老人施設に入所されましたが、それまで認知症もなくお元気で、歩いてクリニックまで診察に来られていました。その後も合併症を起こしたという話は耳にしていません。

この方は極端な例かもしれませんが、ほかの患者さんも、よほどの状態を長年放置した方でないかぎり、合併症を起こすというケースはまずありません。みなさん、生活習慣を見直していただくだけで、徐々に状態は改善してゆきます。

しかし、これには条件があります。それは、むやみやたらに薬物を使った治療をしないということです。

先に述べたように、わたしはクリニックを開業してから、SU剤は使わないという信念をもって治療にあたってきました。その理由については後ほどくわしく述べさせていただきますが、わたしは医師になって間もないころからSU剤を使うことに抵抗を感じていました。インスリン注射もできればしたくないと思っていました。

Ⅱ型の糖尿病というものは、糖質の過剰摂取や運動不足、あるいはストレスなどの血糖値を上げてしまう生活環境に大部分が起因しています。生活習慣に問題があり、それが原因で発した症状であれば、その原因を排除してゆく、あるいは改善してゆくことによって体の状態はよくなってゆくはずです。少々時間はかかっても薬に頼らずとも治していけるものであれば、そうしてゆけばよいと、単純にわたしは思うのです。

「薬を使って治療しているのに三大合併症を起こしてしまうのはなぜか」

「薬による治療をしている人ほど治りにくくなってしまうのはなぜか」

わたしはずっとこの疑問をもちつづけてきました。それぞれの患者さんの状態とそれまで受けてきた治療方法との関連性を考え、仮説もいろいろたててみました。そして、ある答えに到達したのです。それが、

「今の糖尿病治療にはまちがいが多い」

ということです。それは具体的にいうと、ＳＵ剤やインスリン注射をむやみに使う治療です。もちろん、インスリンを分泌する膵臓のベータ細胞自体がやられてしまっていてインスリンが出ないⅠ型の糖尿病の人や、Ⅱ型でも状態がわるく、昏睡状態を起こすような場合はインスリン注射もやむをえません。しかし、最初

からむやみに薬を使って血糖値を下げるような治療は改善しないばかりか、かえって状態の本質を悪化させかねません。初期の段階でむやみに薬を使った治療をせず、きちんと食事や運動の療法を行い、血糖値を上げるような原因を解決すれば、糖尿病は改善します。完治することもめずらしいことではありません。

三大合併症もそうそう簡単には起きません。薬が必要ない状態で薬を使ってしまうことは体にとってマイナスです。本来、治るものも状態悪化につながってしまいます。これをわたしは「まちがった治療」と呼んでいます。治るものを治らなくさせるものは、まちがった治療でしかありません。「糖尿病＝三大合併症」、「糖尿病＝一生付き合う病気」というイメージを植えつけてしまっているのも、年々患者数が増加しているのも、この現在の治療方法に問題があるとわたしは思うのです。

糖尿病は決してこわい病気ではありません。Ⅱ型の場合、はじめにまちがったことをしなければ、改善します。そのことをみなさんに知っていただきたいのです。

第三章

『まちがいだらけの糖尿病治療』

糖尿病治療法の問題

わたしは糖尿病の患者さんを診させていただくうえで、もしその方が今までに薬剤治療を受けてきたという場合には、最初にもっとも気になる質問をします。

「ＳＵ剤は何年くらい使ってきましたか」

もしインスリン注射をしている方なら、

「インスリンは一日にどのくらい、何年くらい使用してきましたか」

この質問に対する患者さんの答えは、わたしにとってとても重要なものです。

なぜならその期間によって改善の見込みが変わってくるからです。結論からいうと、ＳＵ剤やインスリンを長く使っている人ほど治りにくく、三大合併症を起こしやすいのです。

この話を講演でするると、みなさん驚かれます。それも当然です。現在の治療法は、その方の度合いにもよりますが、まずは食事のカロリーコントロールや運動をすすめ、数か月で血糖値が下がらなければＳＵ剤をはじめとする経口血糖降下薬を使用するという方法が主流です。さらに、薬を使用しても血糖値をコントロールすることがむずかしくなってくると、インスリン注射へと移行します。

総カロリー管理の食事療法と運動、ＳＵ剤、インスリン注射、これら三つはごく一般的な治療法です。そのなかでも、医療行為である薬やホルモン剤を使った治療が長ければ長いほど治りにくい、と医者であるわたしがいうので、みなさんが不思議そうな顔をするのです。

しかし、わたしからすれば、これらの治療法に大きな問題があります。

食事療法の盲点

まず、食事療法の考え方です。食事に気をつけるという点ではよいのですが、多くの医師は「エネルギー摂取量」を指摘します。たとえば、日本糖尿病学会編の『糖尿病治療ガイド二〇一〇』では、通常、一日の摂取量を男性では一四〇〇〜一八〇〇キロカロリー、女性では一二〇〇〜一六〇〇キロカロリーの範囲としています。まずわたしはここに落とし穴があると思います。というのは、総摂取カロリーのコントロールでは、摂取するエネルギー量は一緒でも、その質に差が出てしまうからです。たとえば、極端な例ですが、ごはんばかりを一五〇〇キロカロリー摂取する人と、お肉ばかりを一五〇〇キロカロリー食べる人と、あるいはいろいろな食品をバランスよく一五〇〇キロカロリーという人とでは、数字上は同じですが、その内容はまったくちがいます。もちろん、「バランスよく」ということは食事の大前提ですが、数字、つまり総カロリーではなく、もっとその内容を管理したほうがわたしはよいと思うのです。

それに、カロリーを制限する食事療法というものは簡単なようで、じつは非常にむずかしいものです。食べることに制限がつくということは、ストレスを伴います。今までのように満腹感が得られるまで食べることができないというのは、精神的にも肉体的にもつらいことです。空腹感に耐え切れず、我慢のたがが外れていつもの倍くらい食べてしまう。あるいは、我慢を継続できず、断念してしまう、ということがよくあります。わたしの患者さんのなかにも、つらくてつづけることができなかった、あるいはストレスでまいってしまった、という方が何人もいます。

入院して食事療法を行うというプログラムもありますが、入院中はきちんとメニューにそってコントロールできていた食事も、退院するとついもとの食事に戻ってしまったという方もいます。つづけられない療法では意味がありません。また、それによって多大なストレスがかかるような治療法は決してよいものとはいえないのです。

ＳＵ剤は糖尿病経口薬のなかでもっとも危険

そして、次に経口血糖降下剤です。経口剤を使った治療は、糖尿病治療のなかでもっとも一般的なものといえます。

糖尿病治療薬にはいくつかタイプがあります。大きく分けて、

○体内でのインスリンに対する抵抗性を改善することによってその効果を上げようとするもの
○食後、急激に血糖値が上がらないように改善するもの
○インスリンそのものの分泌を促進するもの

の三タイプがあります。

なかでもインスリンの分泌を促すものはよく使用されます。多くの人が使っているSU剤というものはそのなかのひとつで、日本では概して治療の第一選択肢薬として処方されています。SU剤は昔から使われており、わたしが医師になった三十五年ほど前にもすでに使用されていました。「糖尿病治療薬＝SU剤」といえるほど、一般的な薬です。非常に広く使われている薬ですが、わたしはこの薬はとても危険だと思います。なぜかというと、この薬は膵臓に負荷をかけて、

インスリンを出させる薬だからです。

Ⅱ型の糖尿病の場合、大きな原因は食事やストレスなどの生活習慣によって血糖値が高い状態が慢性的に引き起こされていることにあります。その結果、何とか血糖値を下げようとする作用が体内で頻繁にはたらき、膵臓が疲弊しています。血糖値が高くなれば、膵臓はそれを下げようとして懸命にインスリンを分泌します。その頻度が高くなればなるほど、負担がかかるわけですから、当然、膵臓は疲れてきます。膵臓が疲れてくれば、インスリンの出はわるくなり、結果、高血糖の状態が悪化する、そうなるとますます膵臓はつらくなるという悪循環が生じます。

つまり、血糖値が高い人の膵臓は疲れているのです。

疲れた膵臓は休ませてやらなければなりません。疲れがひどくない状態であれば、少し休息をとればすぐに回復します。原因となっている習慣をあらため、膵臓の負担を軽くしてやれば、また元気を取り戻し、インスリンを分泌できるようになります。

ところが、ＳＵ剤という薬は、疲れた膵臓に刺激を与えて無理にインスリンを出させるものです。たとえると、重い荷物を載せて疲れた馬にムチを入れて坂道を無理やり登らせるようなものです。最初はムチの痛みに何とか進みますが、やがて力尽きて倒れてしまいます。それと同様、薬を飲みはじめたときは、刺激が作用し、インスリンが出て血糖値は下がります。数値を見て医師は「よくなりましたね」というでしょうし、患者さん本人も「薬が効いて改善した」と思うでしょう。しかし、それをつづけてゆけばどうなるでしょうか。膵臓にも限界がありますす。刺激でだましだましインスリンを出させていても、やがて薬は効かなくなってきます。薬の量は増えます。膵臓は休まるどころかますます疲弊してゆきます。強い刺激をつづけていても、やがて疲れきってインスリンを分泌できなくなります。

わたしたち自身に置き換えてみてください。少々の疲れなら、一日二日ゆっくりと休めば回復するでしょう。しかし、そこで休むことをせず、カフェインや栄養ドリンク剤などに頼って忙しい日々を送りつづけていたらどうなるでしょうか。ほんの少しの間は刺激によって体力が回復したような気になり、頑張れるかもしれません。しかし、やがて刺激も効かなくなり過労で倒れてしまいます。そうなると、ダメージは大きく、多少の休息で回復できるものではなくなってしまいます。最悪の場合、回復はのぞめなくなってしまうかもしれません。

膵臓も同じです。薬を使うことで一時的に血糖値が下がり、よくなったように思えてもじつは状態が悪化しているということが多々あります。わたしがＳＵ剤による治療が危険だという点はまずここにあるのです。

そしてもうひとつ。さらにこわいのは、わたしたちの体とちがい、薬は体内の状態に合わせて効き目をコントロールしてはくれないということです。

たとえば、ＳＵ剤を一錠飲んだとします。この一錠によってどの程度インスリンが分泌されるかということは分かりません。個人差もありますし、同じ人でもその日の状態にもよるでしょう。

もし、薬の作用によってインスリンが必要以上に分泌されてしまったらどうなるでしょうか。血液中のブドウ糖が必要以上に取り込まれてしまい、高血糖とは逆に低血糖、つまり血液中の糖が足りない状態になってしまいます。低血糖になると、めまいがしたり、倒れたり、ひどい場合には意識を失うこともあります。血糖値を下げる治療をしているのに、今度は血糖値を上げなければいけない、高かった血糖値が薬で急激に下がり、今度は下がりすぎて急いで上げなければならない状態になる――これは体にとって負担が大きく多大なダメージです。この低血糖の危険性については後で説明させていただきますが、この低血糖は高血糖の状態よりも危険であるということをはっきりと述べておきます。

ＳＵ剤を使用している方の体のなかでは、このようなことが生じています。実際に検査をしてみると、通常の何倍ものインスリンが出ていることもあります。膵臓に負担をかけ、血糖値が急に上がったり下がったりする状態を引き起こしていて、体が改善するでしょうか。体に負担がかかる状態が長くつづけばつづくほど、改善や治癒からは遠のいてゆくとわたしは思います。

実際、クリニックで多くの患者さんを診ていても、ＳＵ剤を長く使ってきた人ほどダメージが大きく治りにくいのです。これははっきりといえます。

ＳＵ剤を長く使えば使うほど膵臓は疲弊しきってしまい、もう元の状態に戻らなくなってしまいます。低血糖でめまいを起こして動けなくなったという経験をもつ患者さんも大勢います。本人がことの重大性を理解していなくても、体のなかでは大変なことが起こっています。

ですから、最初に「ＳＵ剤を何年くらい使ってきたか」という質問に対し、患者さんの答えが「一年です」とか「二年です」あるいは、「前から使っていますが、じつはあまりまじめに飲んできませんでした」というようなものだと正直ほっとします。反対に「十年使ってきました」「十五年飲んでいます」「薬はきちんと欠かさず飲んできました」という答えだと、ちょっときびしいなと感じます。もし、膵臓が疲弊しきってダメージが大きくなってしまうと、休ませてもなかなか改善は見込めません。血糖値が上がったり下がったりで混乱した体をリセットするにはとても時間がかかります。

このように治療薬によってわるい状態が引き起こされてしまうのは、まちがった治療と呼ばざるをえません。わたしは、ＳＵ剤は使うべきではないと思います。現に、先進国のなかにはＳＵ剤を使うべきではないということをいっている国もあります。SU剤では改善が期待できないどころか、糖尿病の経口薬のなかでSU剤はもっとも危険なものだということを、わたしははっきりと指摘しておきます。

インスリン注射

薬によってあまり効果が得られなくなると、インスリン注射がはじまります。しかし、これはほんとうに膵臓がインスリンを分泌できなくなってしまった、あるいは極度の高血糖で昏睡状態になるような場合など、よほどの緊急性がないかぎり、わたしはやるべきではないと思います。理由はいくつかあります。

まず、SU剤と同じように、一度体内に入ってしまうと体の状態に応じて効き目をコントロールするということができません。そのため、やはり低血糖状態になってしまう可能性があります。インスリン注射はホルモンそのものを注射によって体内に入れるので、薬によって効果を期待することよりも直接的です。その分、体への作用も大きくなります。つまり、効きすぎて血糖値が下がりすぎてしまうという可能性がより大きくなり、危険性が高くなります。

次に、わたしたちが自分の体内で出すインスリンとちがい、外から注射によって入れるものは体にとって異物です。同じ「インスリン」という名のものでも、本来は自分の体内で分泌されるはずのものが、外から入ってくるわけですから、体は異物とみなしてしまうことがあります。すると、体は異物に対処しようと抗体をつくります。やがて、そのインスリン剤はだんだん効かなくなり、どんどん量を増やしてゆかなければならなくなります。

さらに、量が増えてゆけばゆくほど、やめることがむずかしくなります。依存度が高くなるからです。

そして、わたしがもっとも指摘したい点は、ホルモンというものを人間が勝手にいじるべきではないということです。ホルモンというものは非常に繊細なもので、まさにミクロの世界のものです。ごく微量な単位で体を調節しています。それだけに、体への影響力は大きく、外部から勝手にいじってよいものではないのです。体内での実際の効果については薬以上に未知数の部分がありますし、ごく微量で作用するものだからこそコントロールがむずかしいのです。人間の体は機械とはちがいます。効果も影響も一人ひとりちがいます。それを、実測体重一キログラムあたり、一日××単位などと、安易にホルモンを注入することは危険です。膵臓の細胞がやられてしまって、まったくインスリンが分泌していない患者さんにとっては必要ですが、まだインスリンが少なくてもある程度出ている場合にはやるべきではありません。

ＳＵ剤以外の経口剤

糖尿病の経口薬としてはＳＵ剤が代表格ですが、そのほかにも薬はいろいろとあります。たとえば、わたしたちが摂取した糖分は腸管から吸収されてゆきますが、その吸収を一気にではなく段階的にすることによって、血糖値が急激に上がるのを防ぐというタイプの薬もあります。通常の上部消化管、つまり長い腸の上部での吸収作用を薬によって阻害して、それより下の中部、下部でも徐々に取り込まれてゆくようにするのです。糖の吸収がゆっくりと進むわけですから、血糖値も一気には上がりません。血糖値が穏やかに上昇するならば、インスリンの分泌もそれに比例した割合で対応できますから、膵臓への負担は少ないというものです。

たしかに、この理屈ならば疲弊した膵臓にムチを打つようなことにはなりませんし、血糖値が急激に上がらないことはわるいことではありません。これで血糖値が下がればよしとしてもいいところですが、ここにも盲点があります。

それは、一日のブドウ糖吸収量は同じだということです。スピードはゆるやかではありますが、体のなかに取り込まれるブドウ糖の量自体が減るわけではありません。概して、血糖値が高い方は糖類、糖質を摂りすぎる傾向があります。薬の効果によって血糖値はオーバーしない程度に抑えられるかもしれませんが、ブドウ糖は相変わらずたくさん取り込んでいるのです。そのブドウ糖はどこにゆくかということもきちんと考えなければなりません。

消費されない余剰分のブドウ糖は、中性脂肪に置き換えられてしまいます。つまり、血糖値は落ち着いていても、体内に中性脂肪がたくさんたまっていってしまうということでは、長い目で見て体によくありません。血糖値がよくても体に負担になるようなことになっては、よい薬とはいえないのです。

　また、「アクトス」というインスリン抵抗性を改善するものもあります。これは、Ⅱ型糖尿病で、体のなかでインスリンが適度に分泌されていても体の反応が鈍くなっている、つまり、インスリン抵抗性によりその効き目がわるくなってしまっている状態を改善するものです。抵抗性を減らすことによって、効果を高めて血糖値を下げます。これはさほど膵臓に負担をかけるものではありませんが、副作用として浮腫や心不全が起きやすいという欠点があります。とくに、女性においては心不全を起こすことがあります。また、皮下脂肪を増やして体内の脂肪の分布を変化させる作用も考えられるので、この薬は副作用以上にそれほど有効性があるとは思えません。

　どの薬もそうですが、効果の反面、かならず副作用や落とし穴があります。そのことをよく理解して使用しなければ、せっかくの薬も毒になってしまうのです。

血糖値にこだわりすぎることは危険

現在主流となっている治療法についての懸念点を、わたしなりの考えで述べさせていただきました。根本的に、糖尿病の治療に対する考え方そのものに、問題点が三つあります。

まずひとつは「血糖値が高いことはわるい」というように、諸悪の根源とし、数値にこだわって急いで下げよう、下げようとすることにあります。「血糖値を早く下げないと三大合併症が起こる」という懸念から数値にこだわりすぎるのです。

前にも述べましたが、少々血糖値が高い状態にあっても、そう簡単に合併症は起こしません。血糖値に対して神経質になるあまり、血糖値を下げることが目的となってしまっています。「糖尿病＝血糖値が高い病気」ではありません。大多数の人は生活習慣の問題から膵臓が疲弊し、インスリンの分泌がわるくなっていることによって血糖値が高くなってしまっているわけで、膵臓への負担を減らして休ませることで回復し、インスリンの分泌状態が改善すれば血糖値は自然と下がってくるのです。「血糖値が下がること」はあくまでも改善の結果であって、目的ではないのです。

数値ということでいえば、治療法だけでなく現在の糖尿病の判断基準にも問題があると思います。二〇一〇年の七月に改訂された基準では、「血糖値とＨｂＡ１ｃの双方が「糖尿病型」であれば一回の検査で糖尿病と診断できるようにした」（『糖尿病治療ガイド二〇一〇』日本糖尿病学会編）ということになりました。たった一回の検査で血糖値とＨｂＡ１ｃの両方が糖尿病型基準に入っていれば、もう糖尿病と判断されてしまうのです。第一章の「糖尿病患者はほんとうにたくさんいるのか」内にも書きましたが、体の状態によって、糖尿病ではないのに糖尿病のような状態、つまり糖尿病様の症状が出ることがあります。たしかに、糖尿病において血糖値は分かりやすい症状であり、診断の指標にはなりますが、そこにあまりにもとらわれすぎるのはかえって危険です。

二番めの問題点は、先に述べたように血糖値の下げ方にあります。

現在の治療法では、インスリンを分泌する大事な膵臓に負担をかけるような薬を使ったり、繊細なホルモンをいじったりするようなリスクの高い治療法にあまりにも依存しすぎています。あまりにも強い刺激によって、急激に血糖値を下げすぎるのです。血糖値が高い人の体はその状態で何とかバランスをとろうとしています。それを急に血糖値を下げてバランスを崩してしまうことはかえって危険です。体は混乱してしまいます。しかも、ときに血糖値が下がりすぎてしまうような状態を起こすことは非常に危険ですし、体にとって大きなダメージです。一夜にして急に糖尿病になる人はいません。時間をかけてだんだんと血糖値が高くなっていったのであれば、徐々に下げてゆけばよいのです。よほどの高血糖でないかぎり、あせって下げる必要はありません。血糖値を正常なレベルにもってくる段階でまちがった医療がなされているようにわたしには思えて仕方ないのです。

そして三つめであり、もっとも大きな問題は、薬やインスリンを使って血糖値を下げるという行為が細胞に負担をかけ、三大合併症の大きな原因となっているということです。

わたしたちの体は酸素、水、そしてブドウ糖を材料としてエネルギー、体温、コレステロールをつくり出しています。その際、これらのものと一緒にもうひとつつくられるものがあります。それは活性酸素です。これは酸化の原因になりますから、体にとってはよくないものです。普通の状態であれば、つくられる活性酸素の量もかぎられていますし、それを排除する力も体にはあります。ところが、多量のブドウ糖が細胞のなかに入ってくると、細胞はそれをすべてエネルギーなどに変化しなければならないため、必要以上に負荷がかかります。そのうえ、活性酸素が多く産出され、それが細胞を痛めつけます。細胞は負荷がかかって疲れていることに加え、多量の活性酸素の攻撃を受けることになるため、大きなダメージを受けます。とくに、弱い細胞のあるところ、たとえば目の細い血管や、腎臓の毛細血管がたくさん集まっている部位、末梢神経細胞などがもっとも影響を受けます。これらはまさに三大合併症が引き起こされるところです。

血糖値が高いからといって、薬やインスリンを使ってそれを下げるということは、血液中にたくさんあるブドウ糖をどんどん細胞に取り込ませるということです。多量のインスリンを体内に存在させ、それを使って血糖を細胞のなかに押し込むわけですから、血糖値は下がります。しかし、高かった血糖値が下がるという、一見、体にとってよいような状態の裏では、細胞に多大なる負担をかけ、活性酸素でダメージを与えるという危険な状態を引き起こしているのです。つまり、治療をしているつもりが、細胞を痛めつけ、三大合併症が起きやすい状態をつくり出してしまっているのです。これが、三つの問題のなかでも、もっとも大きな問題だとわたしは考えます。今の治療はこの点にあまりにも盲目すぎます。まちがった治療をしてこのような危険を引き起こすくらいならば、血糖値を高いままにしておくほうがまだよいとさえ思います。

以上、わたしが考える、血糖値にこだわることの三つの問題点を挙げました。これらはいずれも血糖値にあまりにもこだわり、急いで正常値にもってゆくことがすべてになってしまっていることが原因です。これら根本的な問題を整理して考えてみれば、糖尿病治療の問題点とあるべき方向性が見えてくると思うのです。

第四章

『ほんとうの問題』

やってはいけないこと ―― 四つの大きな問題 ――

これまで糖尿病という病気がどのようなものか、一般的に考えられているほどこわい病気ではないこと、そして治療上の問題点などについて述べてきました。

再度、明言したいことは、まちがった治療をしなければ少々血糖値が高くても改善する可能性は十分にあるので、糖尿病は決してこわい病気ではないこと。そして、三大合併症はそう簡単に起きるものではないということです。第二章の「三大合併症はそう簡単には起こらない」のところで、姉弟ともに糖尿病と高脂血症だったお二人のうち、お姉さんの症例をご紹介しました。お姉さんはずっとわたしのクリニックへ通っていただき、SU剤は使わず食事と運動療法を主体にしていた結果、眼底出血が少し見られたものの三大合併症も起こさず、九十過ぎまでお元気でした。

ところが、弟さんのほうは、わたしのクリニックではほんとうに必要でないかぎり薬を出さないので、いろいろな病院をまわり、薬を処方してもらっていました。そのなかにSU剤もありました。ときどき、薬を出してほしいと、わたしのクリニックにも来られました。わたしは危険性を感じていましたので、出したくないとお断りしましたが、病院まで遠いのでどうしても出してほしいといわれ、出したことがありました。やがて、薬が効かなくなってしまったのでしょう。インスリン注射をするようになりました。合併症も起こしていたそうです。そして、七十代半ばで亡くなってしまいました。お姉さんとは非常に対照的でした。

この姉弟のケースを見ても、糖尿病というのはまちがった治療さえしなければ、少々血糖値が高い、コレステロール値が高いことが三大合併症にすぐ結びついたり、その人の寿命を左右したりするわけではないとわたしは強く思っています。

なぜ糖尿病患者の数が減らないのか、なぜ治療をしても治らないのか、治療をしているのにもかかわらず三大合併症を引き起こしてしまうのはなぜか――多くの患者さんを診させていただきながら、わたしの頭のなかにはこれらの疑問がいつもありました。この答えが分かってくれば、治療のあるべき姿が見えてくるはずです。答えを見出すために、わたしは今の糖尿病治療についての問題点をさぐり、何がいけないのか、何が改善をさまたげているのか、治療という仮面の下にかくれた真の課題をつきとめたいと思っています。これらの問題を整理して考えてみると、ほんとうの問題が見えてきます。

わたしは、真の問題は次の四つにあると考えます。

①薬で、弱った膵臓にムチを打ち、疲弊させてしまうこと

②薬でインスリンを無理やり増やすことにより、体内の中性脂肪、過酸化脂質

を増やしてしまうこと
③治療により低血糖を引き起こしてしまうこと
④治療によって病気がつくられてしまうこと

今、一般的に行われている糖尿病治療の裏には、これらの問題が隠れています。治療という名のもと、じつは膵臓をより一層疲弊させ、低血糖を起こし、そして中性脂肪を増やしてしまい、それが過酸化脂質へと変化する——血糖値が表面的に下がる一方、体のなかでこのようなことが起きているとわたしは考えています。それゆえに、治るはずのものが治らない、起きなくてもよい合併症が起きてしまう、治療をすればするほど改善しにくくなってしまう、という結果になるのです。

これらの状態を起こさずに治療をすることができれば、ほとんどの糖尿病は治癒に向かうはずです。

膵臓を疲弊させてしまうこと

薬で弱った膵臓にムチを打ち、疲弊させてしまう。これは、第三章で述べました。繰り返しになりますが、簡潔にまとめてみます。

Ⅱ型の糖尿病の場合、その原因はほとんど生活習慣にあります。なかでも、炭水化物、つまり糖類・糖質の過剰摂取や、飽食に運動不足が加わるなど、食生活の乱れがほとんどです。主食となる米や小麦などの摂取過多や糖類が多く含まれるものの飲みすぎ、甘いものへの依存など、原因となりうる要素はたくさんあります。糖類・糖質をたくさん、かつ頻繁に摂取すれば、それだけ血液中にブドウ糖が多量に流れます。そのブドウ糖を細胞のなかに取り込んで、血液中のレベルを抑えようとして、膵臓は懸命に大量のインスリンを分泌します。この状態が長くつづけば、当然、膵臓は疲弊してきます。疲弊することによって、思うようにインスリンの分泌ができなくなり、効き目も低下してくるのです。こうなると、慢性的な高血糖となり、糖尿病と診断される症状が出てきます。

本来なら、膵臓を休ませる必要がありますが、現在、一般的に行われているSU剤を使った治療は薬を使って疲れた膵臓を叩き、無理にインスリンを出させるものです。インスリンの分泌が不足しているからといって、強引に分泌を促しても、膵臓の疲弊という根本的原因を解決しなければ病気は治りません。薬によって一時的にインスリンの分泌量が増し、血糖値が下がったとしてもそれは一時的なものです。その水面下では、膵臓がますます疲弊し、回復により時間がかかるような状態になってしまっているのです。それでも回復できればいいほうで、長年にわたって、負担を強いる治療をつづけていれば、膵臓は回復できない状態に至ってしまいます。インスリンは分泌量が足りないどころか、分泌できなくなってしまいます。これは治療とは呼べません。これは絶対にやってはいけないことです。このまちがった治療が、現在の治療における根本的な真の問題だとわたしは考えます。

体内の中性脂肪、過酸化脂質を増やしてしまうこと

薬でインスリンを無理やり増やすことにより、体内の中性脂肪、活性酸素を増やしてしまう。薬でインスリンを無理やり出させることが膵臓や細胞を余計に弱らせ、回復から遠のくことになるということについては、お分かりいただけたかと思います。じつは薬で無理やりインスリンを出させることは、膵臓や細胞を疲弊させるだけでなく、さらにいくつかの問題を引き起こしています。

健康診断などで、太っている人に「ちゃんと体重を落とさないと糖尿病などの生活習慣病になってしまいますよ」と医師が注意を促すということが、よく昔からありました。「太っている人」と「糖尿病」、「高血糖」というのは単なるイメージだけのことではありません。そこにはちゃんと因果関係があります。

炭水化物などをたくさん摂取すると、血糖値が上がります。するとそれを下げようとして膵臓は多量のインスリンを分泌します。インスリンが多量に分泌されれば、それだけ大量のブドウ糖が細胞のなかに取り込まれることになります。薬やインスリン注射の力を使えばその作用力はとても大きくなります。

第三章「まちがいだらけの糖尿病治療」の「血糖値にこだわりすぎることは危険」でも述べましたが、まず必要以上に細胞にブドウ糖を押し込めること自体、細胞にとっては大きな負担です。細胞のダメージ、そして三大合併症にもつながります。

しかし、まだその先にも問題があります。細胞内に取り込まれたブドウ糖はエネルギーや体温、コレステロールの材料として使われます。この際、取り込まれた大量のブドウ糖すべてが使われればよいのですが、そうでないものは体内に残り、たまってゆきます。一部は必要に応じて使えるよう、「非常用」として肝臓などに保存しておく分もありますが、それ以外はどんどん蓄積されていってしまいます。ブドウ糖はエネルギー等として消費されないかぎり、摂りすぎたからといって体外に排出されるわけではありません。ごくわずかに外に出すことができるとしても、ほんとうに微量です。

では、消費されず体内にたまってしまったブドウ糖はどうなるのか、ここに大きな問題があります。じつは、残ったブドウ糖はインスリンを使って中性脂肪に置き換えられます。そして脂肪細胞へため込まれてゆくのです。

具体的なイメージとして、牛肉の霜降りを思い出してください。あれは肉のところに脂肪細胞があるもので、そこに中性脂肪がため込まれているのです。ブドウ糖が大量に取り込まれる状態がつづくと、エネルギーとして使わないかぎり、どんどん脂肪細胞のなかに中性脂肪がたまってゆくことになります。

この段階はまだいいでしょう。問題はこの先です。残ったブドウ糖を中性脂肪に替えて脂肪細胞のなかにとどめ置く力というものには限界があります。限界を超えるとどうなるのでしょうか。とても脂肪細胞がもちこたえられるような状態ではなくなると、たまった中性脂肪が体内でぶちまけられたような状態になってしまいます。こうなると、体のなかは脂肪だらけでドロドロになります。血液もドロドロです。血管のなかがドロドロしていると、血栓ができたり、血流が大きく抑制された状態を引き起こしたりします。こういう状態が、血糖値が高い状態が長くつづいている人の体で起きているのです。これは非常に危険な状態です。

もっと危険なことは、たまった中性脂肪が酸化してくると、過酸化脂質というものに変わります。ご存じのように、酸化物質というものは概して体に悪影響を及ぼします。脂肪も酸化するといろいろなところに障害を起こしてきます。なかでもこわいのは、過酸化脂質が細胞内でエネルギーをつくり出している、ミトコンドリアを痛めつけてしまうことです。このミトコンドリアがやられてしまうと細胞も死に至り、三大合併症の大きな原因となります。そればかりでなく、体の生命維持能力が著しく低下してきます。これが危険なのです。

血糖値が高いことが体に悪影響を及ぼすことはまったくないとはいいません。しかし、血糖値が高いことよりも、薬などによってインスリン分泌量を増やして、必要以上のブドウ糖を無理やり取り込ませてしまうことのほうがじつは問題なのです。

多くの糖尿病患者の方は、このことをあまり認識していないと思いますし、治療の現場でもあまり説明されていない問題だと思います。

治療により低血糖を引き起こしてしまうこと

低血糖とは、高血糖のまさに反対で、血液中に流れる糖の量が不足している状態です。慢性的高血糖の状態である糖尿病と、その反対の状態である低血糖とは無関係のように思う方も多いかもしれませんが、じつは密接な関係があります。

現在行われている一般的な糖尿病治療、とくにSU剤やインスリン注射を使った治療においては、患者さんが低血糖を起こしやすい事実が残念ながらあります。血糖値は下がれば下がっただけよいというわけではありません。下がりすぎることとは大きな問題であり、体にとっては大変なリスクです。

また、数値的には基準値内であっても、一気にかつ大幅に血糖値が下がるような状態は、体にとって低血糖になることと同じです。やはり大きな負担になります。

低血糖のこわさや糖尿病治療との関係については、次章にゆずることにしますが、数値にこだわって血糖値を薬で無理やり下げようとする現在の治療によって低血糖が引き起こされ、回復をさまたげている大きな要因となっているということを、ここでは申し上げておきます。

治療によって病気がつくられてしまうこと

わたしは、糖尿病は治る病気だと思っています。単にそう思っているだけではなく、今までの経験、そして現在、日々クリニックで診療にあたっているなかで多くの患者さんを診させていただき、その経過を見ながらそう実感しているのです。

しかし、一般的には「糖尿病は治らない」とか「一生付き合う病気」などといわれています。これは、まちがいだと思います。少々血糖値が高いことはさほど大きな問題ではありません。それに、今まで述べてきたように、血糖値が高くなっている根本的原因をさぐり、それを改善してゆけば治る病気です。

数値にこだわりすぎて、急いで血糖値を下げようと、疲れた膵臓を薬で叩いて無理にインスリンを出させる、一気に高い血糖値を基準値まで下げる、こういったまちがった治療をしているから治りません。むしろ、悪化させ、三大合併症を引き起こしてゆくこともあります。治療という名のもとに病気をつくっているのです。

診断にも問題があります。血糖値が高くなるのは、糖尿病のせいだけではありません。第二章でも書いたように、ストレスに対応しようとする、あるいは病的状態から回復しようとするとき、体は血糖値を上げることがあります。これは糖尿病ではありません。いくら症状が似ていてもちがいます。ところが、このときに血糖値が高いからといって、糖尿病治療を行えばどうなるでしょうか。体は、状態をよくするために血糖値を上げているにもかかわらず、それを薬で無理やり下げるようなことをすれば、病的状況の回復の足を引っ張ることになります。最悪の場合、ほんとうの糖尿病になってしまうことさえもあるのです。患者さんは医師から「糖尿病です」あるいは「血糖値が高くなって糖尿病予備軍になっていますから、下げましょう」といわれれば、素直にそれを信じてしまうでしょう。

このように、今の治療は血糖値やＨｂＡ１ｃが高ければ即座に糖尿病と診断する。そのために、Ⅱ型の患者さんにおいては、ほんとうは糖尿病ではない人までも糖尿病というレッテルを貼られてしまい、やってはいけない治療が行われている。それによってかなりの人が真性糖尿病患者となっているということがあるのです。

数値にこだわりすぎる診断方法とまちがった治療、これらがあらたな糖尿病患者をつくり出していることは、決して小さな問題ではありません。まさに糖尿病は、医者が患者をつくりだしてしまっている医原病でもあるといっても過言ではないのです。

第五章

『高血糖よりこわい低血糖』

低血糖のこわさ

クリニックに来る患者さんに対して、また講演などで、わたしが口をすっぱくしていうことがあります。それは、「高血糖より低血糖のほうが危険」ということです。それでも、糖尿病と診断された方は早く血糖値を下げなければという焦燥感がありますから、何とかして下げてほしいと結果を急いでしまいがちです。

今の糖尿病治療において、血糖値を下げるということがひとつの目的のようになってしまっていますが、血糖値が下がりすぎることに対して危機感をもっている人はあまりいません。高かった血糖値が下がれば安全という偏った安心感があります。ここに大きな危険性があります。

まず、低血糖のこわさについてお話ししたいと思います。

低血糖というのは読んで字のごとく、血液中を流れる糖が、あるべきレベルより下がってしまうことです。血糖がうまく細胞内に取り込まれず、血糖値が高すぎてしまうことも問題ですが、ある一定量の糖が血液中を流れていないということも問題です。血液中の糖が少ないと、体は生命を維持するだけのエネルギーや体温、コレステロールなどをつくるブドウ糖を細胞に取り込むことができません。

わたしたちの体は、ブドウ糖からエネルギーをつくり出しているということはすでにお話しました。さらにくわしくいえば、肝臓にある肝細胞内のミトコンドリアがエネルギーも体温もコレステロールもつくっています。血液中のブドウ糖が少ないと細胞内に取り込める糖が十分になく、ミトコンドリア自体がダメージを受け、体はエネルギーをつくり出して生命活動を維持するということができなくなってしまいます。ですから、体はつねに生命活動を維持できるような状態を保とうとし、血糖レベルが下がりすぎると「このままの状態がつづくと危ない」

と脳は危険信号を出すのです。

脳が危険信号を発すると、体は血糖値を上げるためにホルモンを分泌させます。それで状態が改善すればよいのですが、それでもうまく血糖レベルが上がらない場合は、自覚症状を出します。どのような症状が出るかというと、脱力感や手のふるえ、めまい、動悸などです。貧血のような感じがする場合もあります。この時点で糖を体内に取り入れて補うという対応をしなければなりません。放置してさらに状態が悪化すると、意識を失ってしまうこともあります。

症状が自覚できるときは、まだ何かしら対処ができるでしょう。しかし、自分で気づかないうちに低血糖を起こしてしまった場合や、意識を失い、すぐに血糖値を上げるための処置がとれない場合は非常に危険です。ひどい低血糖の状態が長くつづけば昏睡状態になり、命取りになるからです。

前述のように、ブドウ糖というものはわたしたちの体にとって必要不可欠なものです。体温を保つにもエネルギーやコレステロールをつくり出すなどの生命活動にも必要です。実際、わたしたちの細胞一つひとつの膜をつくっているコレステロールの四分の三はブドウ糖からつくられています。また、体の司令塔である脳にとっては唯一のエネルギー源です。これがなければわたしたちは生きてゆくことができません。低血糖の状態では、体内にある六〇兆個という細胞がエネルギー不足になってしまうわけですから、体にとってよいはずがありません。血糖値が少しばかり高い状態がつづいてもすぐに命を落とすことはありませんが、低血糖の状態が長くつづけば死につながります。ですから、少々血糖値が高い状態よりも、この低血糖になるほうが体にとってのダメージは大きく、ずっと危険なのです。

糖尿病治療と低血糖

血糖値が高い人にとって低血糖は縁のない話と思うかもしれません。しかし、慢性的に血糖値が高く、血糖値を下げる治療をしている人ほどじつは低血糖を起こしやすいのです。薬やインスリン注射による治療を行っているという方なら、だれにでもその危険性はあります。

薬やインスリン注射を行っている場合、体内にインスリンが多量にありすぎる状態になることがあります。薬の刺激が強すぎたり、インスリンを多く外から入れすぎたりしてしまうからです。そうなると、血液中のブドウ糖が必要以上に取り込まれてしまい、血糖レベルが下がりすぎてしまいます。低血糖の状態になるのです。高血糖の状態から一気に低血糖の状態になるという血糖値の急降下が生じます。

もちろん、医師は患者さんの状態を診て薬を処方しますが、わたしたちの体の状態は刻一刻と変化しています。薬は、あるときは適量であってもときに過剰量となることがあります。実際、インスリン注射の治療を受けている患者さんのインスリン血中濃度を測定してみると、通常の五倍、十倍あるということもあります。ＳＵ剤などを使用している場合も血糖値が下がりすぎてしまうほど、無理にインスリンを出させてしまっている場合が十分考えられます。

インスリンがたくさんあるぶんには、それだけエネルギー源となるブドウ糖が細胞内にたくさん取り込まれるだけだから大きな問題にはならないのではないか、体はエネルギーで満たされているのではないか、と思う方もいるでしょう。そうではありません。

まず、先に述べたように、体はつねに血液内に一定のブドウ糖を必要とします。ですから、必要以上にブドウ糖を取り込んでしまうことは問題です。そして、もうひとつ、インスリンによって細胞内に取り込まれたからといって、そのブドウ糖すべてがきちんと代謝され、エネルギーとなっているかどうかは、不明です。わたしたちは、体内で起きているすべてのことを理解できているわけではありません。推測の域を出ないことも多々あるのです。

ＳＵ剤にしてもインスリン注射にしても低血糖を引き起こすということはよく分かっています。使用量が少しであっても低血糖を起こすことがあり、しかも遷延しやすく、日常的に何度も低血糖を繰り返してしまうということも珍しくありません。これは体にとって明らかにダメージです。それでも、百歩譲って、日中、自分でブドウ糖を摂取して血糖値を上げるなど対処する、あるいは周囲に対処してくれる方がいる場合は最悪のケースを回避できるでしょう。しかし、危険なのは夜間寝ている間に低血糖を起こした場合、患者さん本人には分かりません。周囲に誰かいても低血糖を起こしているということはまず分からないでしょう。周囲も本人も気づかないうちに低血糖を起こし、昏睡状態に陥ってしまう――この状態が非常に危険なのです。死に至る可能性があるからです。

わたし自身、大学を卒業して間もなく、研修医をしているときからSU剤が引き起こす低血糖の危険性というものを体験してきました。

研修医として福井県内の病院に赴任していたときのことです。そこである高齢の女性を最初に担当させてもらいました。この方は脳溢血で倒れて入院した方で、もともと糖尿病の症状は見受けられませんでした。しかし、血液検査などいろいろと調べてみると血糖値が非常に高かったのです。これはどうみても糖尿病だから治療が必要だと判断しました。当時は糖尿病についての本質がまだ理解できていなかったので、糖尿病であるなら血糖値を正常な状態にもってゆかないと、脳溢血の状態も改善してこないだろうと考えました。まだわたしも若く、医師としての経験不足からの考えでした。

患者さんには当時使用されていた古い経口薬でジメリンというSU剤を服用させました。薬を使いはじめてからしばらくして、血糖値がだいぶよくなってきました。ところが、これでよいかなと思っていた矢先です。わたしが所用で病院を離れていたとき、その患者さんが低血糖になってしまいました。その連絡にわたしは驚き、すぐに病院に戻って対処にあたりました。方法として考えられるのはブドウ糖の点滴です。即効性の見地からして、それしか考えられなかったのでそれを行いました。二、三時間点滴をして、ブドウ糖もだいぶ入ったのでまあ大丈夫だろうと思って点滴を止めました。あとは食事をとればよいと考えたのです。

しかし、予想に反して点滴を止めたあともまだ低血糖がつづきました。そして状態はよくならず、意識がなくなってゆきました。これは明らかに脳溢血のせいではなく、低血糖のせいでした。幸い、患者さんは命を落とすという最悪の事態はまぬがれましたが、このときにはじめてSU剤のこわさを実感しました。血糖値を下げるということではよく効きますが、ある意味、非常にきびしい薬なのだな、低血糖を簡単に引き起こして命を危険にさらしてしまう薬なのだなということを痛感させられました。

とくに卒業して間もない時期に、低血糖の恐ろしさをまざまざと見せつけられたせいで、それ以来、糖尿病の患者さんを診察するとき、経口剤やインスリンを使うことの危険性が頭から離れませんでした。患者さんに薬やインスリンを使うことがこわいとさえ思うようになってしまったのです。一歩対応が遅れれば命取りになってしまうような状態をもたらす治療がほんとうにただしい治療なのか。そんな危険なことをしてよいのか。この経験から、わたしは糖尿病というものの治療がほんとうにこれでいいのだろうかと疑問をもつようになりました。
それ以降も外来診察中や当直のときに患者さんが経口薬による低血糖を起こし、救急車で搬送されてくることが何度もありました。しかし、糖尿病の経口薬なのだから低血糖くらい起こるのは当たり前だろうというのが当時の一般的な考え方でしたし、医師もまた高血糖に比べ、低血糖というものをあまり重要視しない傾向がありました。この傾向は今もつづいていると思います。

低血糖の状態は数値的にあるラインを超えるということだけではありません。数値的には低血糖の状態でなくとも、高い血糖を急激に下げたら低血糖の状態になることもあります。たとえば、もともと随時血糖値が高く血糖値が三〇〇くらいある人が薬によって急に一二〇にまで下げたとします。一二〇というのは数字上、低血糖ではありません。しかし、三〇〇からいきなり薬の力で一二〇に不自然に下げるということは、それまで三〇〇という血糖値でバランスをとろうとしていた体にとっては、いきなりバランスをくずされ低血糖と同じ状態になるのです。

しかし、多くの医師はこの低血糖の危険性をあまり理解していませんし、意識していません。「低血糖が起きたなら、ブドウ糖か飴玉でもなめればいいよ」という程度にしか考えていない人もいます。もちろん、薬やインスリン注射をすることによって低血糖を起こすということは認識していますが、危険性に対する認識が低いのです。だから、簡単にSU剤やインスリンを使った治療を行うのです。血糖値を下げるという大義名分のもとに体にダメージを与えているのです。

血糖値が高い状態がつづいたとしてもそれが直接死に至るということはまずないでしょう。しかし、低血糖が長くつづけば脳死状態にもなります。死に至ることもあります。低血糖による脳死の報告もありますし、実際に低血糖のために亡くなるというケースもあります。糖尿病治療において、低血糖ほどこわいものはないということを念頭に入れるべきなのです。

低血糖によって悪化する三大合併症

この低血糖というものが、糖尿病の薬物治療によって起こされるもっとも危険な状態です。ですから、わたしは低血糖を起こすような治療はやるべきではないと思うのです。簡単に理屈を考えてみても、低血糖が体にとってよくない状態であることは明らかです。それだけではありません。じつは、この低血糖が糖尿病の三大合併症を悪化させているということが十分考えられるのです。

では、低血糖が起きたときに体のなかでは具体的にどのようなことが起きているのか、それが三大合併症にどう影響を与えているのかについて考えてみたいと思います。

前述のように、糖が血液中に必要量流れていないとなると、体は危険信号を感じ取ります。低血糖の状態がつづけば命が危険にさらされるからです。そこで、この状態をどうにかしようとします。

具体的にどうするかというと、血糖値を上げるためにホルモンを出します。血糖値を上げる作用のあるホルモンは三つあります。アドレナリン、ノルアドレナリン、ステロイドです。これらのホルモンの名前を見てピンとくる人もいらっしゃるかもしれません。これらは、ストレスを感じたり、緊張状態になったりしたときに出るホルモンです。体はこれらのホルモンをはたらかせて血糖値を上げようと必死になり、緊張状態、つまり自律神経の交感神経が緊張している状態になります。要するに、ストレスを感じているときと同じ状態になるのです。このような状態が頻繁に起きること自体、体にとってよいこととはいえません。

では、交感神経緊張状態になったとき、体のなかでどのようなことが起きるのでしょうか。血管は収縮し血液は中枢のほうへ集められ、末端部分へはほとんど流れなくなります。なぜかというと、低血糖の状態が生じた場合、一番危険にさらされるのが体のなかでもっとも重要な臓器である脳です。血液にのって、酸素やただひとつのエネルギー源であるブドウ糖がゆかなければ脳は死んでしまうからです。脳は各臓器やホルモン系、神経系など体のあらゆる作用を綿密にコントロールしています。ここがやられてしまうことを体は恐れています。ですから、まず脳のほうへ血液を優先的に送り、脳から下の臓器に関しては後回しにする。つまり、脳より下の臓器はさらに低血糖の状態になり、体の末端部分は優先順位の最後になるわけです。

そうなると、後回しにされる末梢の血管は長い間収縮することになります。収縮しているということは血液がうまくまわりません。血管は障害されやすくなります。結果、末端で血管、とくに細い血管が豊富なところでエネルギーや酸素不足になるわけです。そういった意味でやられやすい個所は、細い血管が集まる腎臓、目、そして心臓から一番遠い手足です。この部位に何か覚えはありませんか。そうです、これらは三大合併症が起きるところです。こういったところに眼底出血、眼底血管の動脈硬化性の変化、腎臓のろ過機能の障害、手足の末梢血管が循環不全を起こし、神経系にも影響を及ぼすなど、まさに三大合併症を悪化させる事態を引き起こします。しかも、薬物治療をしている人は、薬の強い刺激によって高血糖から急激に低血糖になり、その状態に体が危険信号を出して血糖値を上昇させるホルモンをあわてて出す。急ぐあまり過剰に分泌してしまい、今度はまた高血糖状態になる。というこの血糖の乱変動の悪循環が起きます。これでは体はたまったものではありません。混乱してしまいます。これがもっとも危険であり、もっとも体にダメージを与えることなのです。

こんなことを繰り返していたら体はどうなるでしょうか。三大合併症を助長することはもちろん、三大合併症にならなくてよい人までもそのリスクを高めてしまいます。まさに本末転倒です。三大合併症のすべてとはいいませんが、かなりの確率でまちがった治療によって起きていると思います。

これらのことを考えると、薬物による治療をすることによって低血糖状態になり、交感神経緊張状態になることは三大合併症を助長させてしまうとしか、わたしには思えないのです。そう考えれば、ＳＵ剤などの薬物治療を長くつづけてきた人ほど改善しづらい、あるいは三大合併症を起こしやすいという、わたしが現場で見て感じてきたことのつじつまが合います。もちろん、高血糖が三大合併症と無関係だとはいいません。常時、随時血糖値が三〇〇、四〇〇またはそれ以上の状態が五年も十年もつづいているような状態を放置していれば、体はつねにインスリンをたくさん出して血糖値を下げようとしているので、ある意味、低血糖のときと同様、交感神経の緊張状態をつくってしまいます。それが長期にわたれば、三大合併症を起こす、または悪化させる可能性はあると思います。しかし、それはよほどの場合で、わたしはむしろ薬による治療により、急激にかつ過度に血糖値を下げるということによって、頻繁に低血糖（それが軽度のものであっても）の状態を引き起こすことのほうが三大合併症を悪化させると考えています。

血糖値が高すぎることも低すぎることもよくありませんが、わたしは低血糖の状態のほうが体にとってのダメージは大きいと思います。それを裏づけするかのように、血糖値を下げるホルモンはインスリンひとつだけですが、一方で上げるホルモンはアドレナリン、ノルアドレナリン、ステロイドと三つもあります。これは、体は自分にとって血糖値が下がりすぎてしまうことのほうが、圧倒的に危険だということを知っているからだといえるのではないでしょうか。

第六章
『ただしい糖尿病治療』

クリニックでの治療方法

――最初にまちがった治療さえしなければ、大部分の糖尿病は治る――

この本を通じて、わたしはこのメッセージを送ってきました。そして、まちがった治療がどのようなものであるか、現在の治療における問題がどこにあるのか、ほんとうに理解すべき問題は何か、ということについて述べてきました。

この章では、どのような治療をしてゆけばよいのか、治癒のためのただしい治療法についてまとめてみたいと思います。

わたしは医師になって間もないころ、自分が担当していた患者さんにＳＵ剤を投与したことで低血糖を起こさせ、危険な状態に至らしめてしまったことがありました。また、まわりでも治療を受けているにもかかわらず、状態が悪化してゆく患者さんを見てきました。その経験を通じて、低血糖が起きること自体、絶対にただしい治療ではないと考えるようになりました。そして、今の糖尿病治療がほんとうに患者さんのためになっているのか、ほんとうの治療はどうあるべきなのか、考え抜いてきました。その結果、わたしは、SU剤は使わない、インスリン注射もよほど必要な状態でなければ使用しないという方針をうちたて、クリニックを開業してからは、完全にこの方針に切り替えました。

では、どのような治療を行ってきたかというと、食事療法と運動療法をメインにしました。そして、どうしても薬が必要と思われる場合は、SU剤ではなく、膵臓に負担がかからない薬を使うようにしました。現在もこの方針は変わっていません。

この治療方法では、もちろんSU剤を使ったときほど、思うように一気に血糖値が下がるというわけにはゆきません。それでもじっくりと経過観察をします。患者さんがきちんと食事のコントロールをしてくだされば、徐々にですが血糖値は下がってきます。三大合併症も起こすことはありませんし、負荷もかかりません。

しかし、食事療法と運動療法をメインにし、必要に応じて薬やインスリン注射を行うという治療法ははじめからうまくいったわけではありませんでした。食事療法は当初、一般的な総カロリーを抑える方法を取り入れており、あまり効果が上がりませんでした。薬もSU剤以外で、なかなか納得できるものに出合えず、処方に悩みました。患者さんは納得せず、「あそこのクリニックへ行っても血糖値が下がらないから、治らない」、「あんなところへ行ってもだめ」といって、通ってくださる方はどんどん少なくなってゆきました。そういう評判がたつと、ほかの患者さんにも影響が出ます。妻はそんな状況を見て、「そんなことをしていたら、患者さんが来てくれなくなり、食べていかれなくなる」と怒り出す始末でした。

最初は思うように治療の効果が出ず、加えてそんな苦い経験もあり、正直、何度か内科医をやめようかと思ったこともありました。それでも、方針を貫いてきてよかったと思っています。

現在は「キレーション点滴」という、あらたな治療法を加えました。それによって効果は非常に高くなり、三大合併症を起こす人はほとんどいません。患者さんの体への大きな負担もありません。これが、わたしが思い描いていた治療法に近いものだと思っています。患者さんも効果を実感してくださるせいか、治療法への理解も深まり、「できるだけ薬に頼らない治療を受けたい」と、あえてわたしのクリニックに足を運んでくださる方も増えました。

はじめてクリニックにみえた患者さんには、まず「あせらなくてもいいですよ。

ゆっくりと自分の状態を改善してゆけばいいですよ。なるべく薬は多く使わない方向性でゆきましょう」とお伝えしています。

　高血糖の原因となっている生活習慣を見直し、治療の方向性と内容を理解していただく――これが、わたしのクリニックでの治療の第一歩です。

ただしい食事療法

　わたしのクリニックでの治療では、食事療法がメインとなっています。これは、疲弊した膵臓を極力休ませて回復させるということが大きな目的です。膵臓はインスリンの出しすぎで疲れているわけですから、できるだけ膵臓を酷使する状態を回避します。

　食事療法といっても、一般的なカロリー計算をして一日××キロカロリー以下にする、というようなものではありません。経験からいって、こういった食事療法はあまり効果が期待できません。

理由のひとつめは、第三章の「まちがいだらけの糖尿病治療」のなかでも書きましたが、摂取カロリーに基づいた食事療法は非常に苦痛です。とくに、食べることが何よりの楽しみという方は、まずつづきません。短期間頑張れたとしても、リバウンドで一気に食べてしまうということがあります。よほど意思が強く、まわりの方の協力がなければ無理です。継続できないのであれば、食事療法は意味がありません。これは「療法」というよりも、高血糖になってしまった原因を改善する、つまり「生活習慣を変える」ことだからです。日々の食習慣を変えることができなければ、血糖値が下がったとしても、またもとの状態に戻ってしまいます。

第二に、糖尿病はうつ状態を合併しやすいといわれています。病気をかかえると、ただでさえ精神的ストレスを感じ、気もちが落ち込みます。加えて、うつ状態を起こしやすくなるとなれば、なおさら気をつけなければなりません。そういったときに、気分が暗くなるような無理な食事コントロールは逆効果になりかねません。

第三に、膵臓を休ませる、そして細胞に不必要な負荷をかけない、という観点からすれば、コントロールすべき対象は、一日の総摂取カロリーではなく、糖類・糖質の摂取量だという点です。血液中に多量にあるブドウ糖を薬やインスリンを使って細胞に無理やり取り込ませて血糖値を下げるのではなく、消化管からブドウ糖を不要に多く吸収させないことが大切です。その結果、細胞の負担を軽減し、活性酸素によるダメージを防ぎ、膵臓を休ませてインスリン分泌作用を回復させることになります。このプロセスを経て、はじめて血糖値は自然に下がるのです。

食事療法にあたっては、これらのことを理解しておかなければなりません。安易にカロリーだけをコントロールしてもだめなのです。

わたしのクリニックでは具体的には炭水化物を制限してもらいます。炭水化物は消化・分解され、最終的にブドウ糖になるうえ、パンやお米などまとまった量を食べる傾向にあるので、摂取量を減らすことによって血糖値が下がってきます。炭水化物はおもに主食に多く含まれていますが、野菜や果物などでも注意が必要なものもあります。たとえば、じゃがいもやさつまいもなどのイモ類、かぼちゃやバナナなども炭水化物が比較的多く含まれていますので、あまり多量に食べないようにしたほうがいいでしょう。砂糖が多く入ったものや、糖質が多い酒類などにももちろん注意が必要です。

よく食事療法というと肉や魚などのたんぱく源を極端に減らす方がいますが、たんぱく質はふつうに摂って問題ありません。クリニックでも実験的に試したことがありますが、牛肉を二〇〇～三〇〇グラム焼いて塩と胡椒で食べたとしても、血糖値はさほど上がりません。刺身を二人前くらい食べても上がりません。玉子も一日二個くらいまでは大丈夫でしょう。

要は炭水化物の量をコントロールすればよいのですから、空腹を我慢することもありませんし、食べたいという欲求が抑えきれなくて困るということもないのです。ですから、みなさんつづけてゆくことができます。その結果、徐々にではありますが、血糖値は下がってきます。もちろん、薬を使うわけではないので、副作用もありません。

患者さんが炭水化物を減らしはじめると、血糖やHbA1cだけでなく、体重も落ちてきます。まじめにやれば、だいたい、三キロから十キロくらいまで落ちます。やせたといって心配する方もいますが、食事療法をはじめるときに「やせてきますが、心配いりませんよ」と説明しますので、みなさん納得してください　ます。

この食事療法と併せて運動も行えば、相乗効果でなお順調に血糖値は下がります。

クリニックに来てくださる患者さんにはかなりの割合で薬をやめてもらいます。よほどひどい治療を受けてきた方でないかぎり、食事療法を行うと血糖値のコントロールがかなりできるようになります。遠隔地からの方でも、異常がないかぎり、二、三か月に一度、血液検査と眼底検査を受けてもらえばそれですみます。

わたしは薬を使ってきた方だけでなく、インスリン注射の治療をしていたという患者さんにも、食事療法をすすめます。ふつう、インスリンを断ち切ることが可能なのは一日の使用単位が十二から十四単位くらいまでといわれています。しかし、多くの人が二十単位またはそれ以上使っています。そういう人でも、わたしのクリニックでは徐々にインスリンを切って、できるだけ食事療法を行ってゆくようにしています。

しかし、残念ながら、今まで長年にわたってＳＵ剤やインスリンを使ってきた患者さんには問題があります。膵臓を疲弊させきって、ベータ細胞までも障害されてしまっており、もはやインスリンが少ししか分泌できなくなっているような場合は、いくら食事療法を行っても血糖値やＨｂＡ１ｃは下がってきません。これは現実です。こういった方は時間をかけて診てゆかなければなりません。

反対に、今までまったく治療を受けていない、あるいはまじめに薬を飲んでいなかったという人は、血糖値が高くても、炭水化物を減らせば下がってきます。

このことからも、ＳＵ剤やインスリンの治療がただしくないということは明らかです。そして、まちがった治療を長くつづけてしまうと、膵臓がやられてしまい、回復がむずかしくなるということも分かります。

運動療法のメリット

わたしは、食事療法と併せて運動も行うよう、患者さんにすすめています。運動療法といっても、おおげさなものではなく、適度に体を動かしてもらえばそれでいいと思います。一日、三十分ほど歩く程度で十分です。何も無理に激しい運動をする必要はありません。

というのも、運動のメリットのひとつである、エネルギーの消費という観点から見れば、食事療法と比べると、意外に効果は少ないからです。たとえば、間食のケーキひとつくらいをやめることはさほどむずかしくありませんが、同じカロリーを運動で消費しようとすると、かなりの運動量が必要になります。大変な思いをするわりに、思ったほどカロリーは消費しません。食事療法でコントロールしたほうが、ずっと効果的なのです。

エネルギーの消費ということよりも、むしろわたしは全身の筋肉を動かすことによる効果を運動に期待しています。

運動をして全身の筋肉を使うことにより、体のポンプ作用が活性化します。ポンプ作用、つまり血液を流す作用というと、心臓を思いうかべるかもしれませんが、じつは、筋肉も心臓につづく第二のポンプ作用を担っています。ですから、体を動かすことによって、血液循環がよくなり、体の末端や細かい血管にまで円滑に血液が流れるようになります。それによって、代謝がよくなる、三大合併症の予防になる、全身状態を改善するということが期待できるのです。

ですから、エネルギー消費というよりも、血液循環をよくするための運動と考えて、無理のない範囲で行ってもらえればよいのです。むずかしく考える必要はありません。

使用してもよいと思われる薬

食事療法と運動療法のふたつが、わたしが行うメインの治療法です。大多数の人は、このふたつをきちんと行えば、ゆっくりではありますが、結果があらわれてきます。しかし、なかには思うように血糖値が下がってこない、あるいはあまりにも血糖値が高い状態がつづいているので、多少、薬でコントロールする必要があるなどのケースもあります。

薬を使用するうえでの最重要事項は、膵臓に負担をかけないものを使うということです。何度も述べてきましたが、高血糖の人の膵臓はインスリンの出しすぎで疲弊しています。弱った膵臓に無理をさせる、負担をかけるような薬は長い目で見れば逆効果です。ですから、ＳＵ剤のようなものは言語道断です。かつては糖尿病の薬といえばＳＵ剤でしたが、今ではほかにもいろいろな薬が開発されています。
現在、販売されている薬のなかで、わたしが使ってもよいと思うものを挙げてみます。

○ビグアナイド剤

膵臓を痛めつけることなくして、効果がある薬です。アメリカでは、肥満がある糖尿病患者において、第一選択薬として多く利用されています。効果としては、インスリンの分泌を促す作用はありません。ですから、膵臓を刺激することはありません。

わたしたちの体には、必要なときのために一時的にエネルギーを保存しておく機能があります。保存物質は「グリコーゲン」というもので、おもに筋肉や肝臓に蓄えられています。これは、ブドウ糖がたくさんつながったものなので、必要なときに分解すればブドウ糖としてエネルギー源になります。

ビグアナイド剤は、この肝臓からのブドウ糖（グリコーゲン）の放出と消化管からの糖の吸収を抑制することによって、血糖値を上げないようなはたらきをします。また、末梢での細胞への糖の取り込みを促進します。さらに、体内でのインスリン抵抗性を改善する、つまり体内でのインスリンの効きをよくすることも明らかになっています。

むかし、ビグアナイド剤は「グリコラン」という名前のものが使われていました。ところが、血液中の乳酸が増えすぎることによって血液が酸性状態になってしまい、過呼吸、脱水、低血圧、低体温、昏睡などを引き起こす「乳酸アシドーシス」という重篤な副作用があったことから一時あまり使われなくなっていました。しかし、最近、改良されたものができて、また処方されるようになりました。

このグリコランは日本では一錠が二五〇㎎でそれを一日三回服用、つまり一日七五〇㎎までしか使用できない制限があります。これでは、薬の用量が少なすぎてあまり効果が出ないのです。実際、海外では倍、あるいは三倍の用量を使用できる国もあります。わたしも含め、医師たちが何人か厚生労働省に用量を増やしてほしいと依頼をしたのですが、厚生労働省としては、あまり調査もせずに使用用量制限を緩和することはできないという回答でした。

今では、海外で一日あたり一五〇〇㎎使用されている「メトグルコ」という、内容はまったく同じものが日本に入り、日本の製薬会社から販売されています。おかげで、日本でも一日あたり一五〇〇㎎まで使えるようになりました。

○DPP4阻害薬

この薬も理論的には膵臓に直接影響を与えることがないので、ほぼ納得のできるものだと思います。わたしのクリニックでも、「グラクティブ」という商品名のものを使っています。

この薬のメカニズムは次のようなものです。

わたしたちが口から食べ物を摂取すると、消化管に入ります。そのときに、「インクレチン」というホルモンが消化管（小腸）から分泌されます。これは、活性化されたホルモンで、膵臓にはたらきかけ、インスリンを増やす作用がありますす、ところが、このホルモンは体内に長いことととどまっていません。およそ数分で消えてしまいます。これにはＤＰＰ４という酵素が関係していて、ＤＰＰ４があると、インクレチンを分解してしまいます。それによって、インスリンがうまく出ないようになってしまうのです。それをＤＰＰ４阻害剤で阻害することで、インクレチンの活性を保つというものです。

○グルコマップ

インドの伝統医療であるアーユルヴェーダの薬です。これはインスリンを作用させるものではなく、消化管でのブドウ糖の吸収を阻害するというものです。一度体内にたくさん取り込んでしまったブドウ糖をすべて消費する、あるいは不要な分を排出するということはむずかしいことです。まして、血糖値が高いからといって、薬などで急減に下げて正常値にもってゆくことはもってのほかです。この薬は消化管からブドウ糖を必要以上に吸収させないようにするという考え方に基づくものですから、体に負担をかけることなく、血糖値を安定させることに役立ちます。理にかなっていると思います。

このように、ＳＵ剤に頼らなくても、比較的安全性の高い薬があります。安全性が高く、副作用のなるべく少ないものであれば使用してもよいかとは思います。

しかし、インスリンの効きがよくなって血糖値が下がったとしても、やはり膵臓への負担はいつも念頭に入れるべきです。ですから、薬を使用する場合も、炭水化物・糖類の摂取量をコントロールする食事療法と運動療法は併せて行うことをわたしはすすめています。

あらたな治療法――キレーション点滴療法――

最近、あらたに取り入れた治療法にキレーション点滴療法というものがあります。この療法は、わたしたちの体では使われない、たんぱく質を利用して、不必要な毒物やミネラル、あるいは動脈硬化症をきたしてくるようなものなど、体にとってよくないものを体外に排出させるというものです。つまり、簡単にいえば、「アンチエイジング」の治療法です。

「キレーション」というのは「キレート」という言葉からきていますが、この「キレート」というのは「かにの爪」という意味です。かにの爪ではさむように、体内の毒物や動脈硬化をきたすような不必要なものを排除するということを指します。もちろん、目に見えるような大きなものを、爪のようなものでつまんで引っ張り出すということではありません。もっと、細かいレベルのものです。ある種のたんぱく質をキレート物質として、それにくっつけて体外に排出するのです。

たとえば、老化などが原因で動脈が硬化してくると、血管の内側で石灰沈着が起きてくることがあります。石灰沈着が起きてくると、血管内部が細くなり血流がわるくなりますし、つまりやすくなってしまいます。その場合、沈着しているカルシウム分をキレート物質にくっつけ、腎臓を通して尿と一緒に体の外へ出してしまうことができます。

このキレート物質はたんぱく質です。たんぱく質というものは、わたしたちの体をつくっているものです。体内の六〇兆個という細胞の細胞質という部分は、たんぱく質でつくられていますし、血液のなかにもたくさんのたんぱく質が流れています。しかし、キレーションで用いるたんぱく質は、同じたんぱく質でもわたしたちの体にはないもの、使われていないタイプのものです。それを点滴によって、外から体内に入れ、毒物や不必要なミネラル、あるいは、わたしたちの体に動脈硬化症をきたしてくるもの、体をさびさせるようなものなどをくっつけて一緒に排出してしまうのです。ですから、不要物の排出はもちろん、キレート物質として使ったたんぱく質も体内には残りません。不要なものが排出されると、ある意味、体は若返ったようになります。つまり、キレーション点滴とは、アンチエイジングの治療といえます。

アンチエイジングで体が若返ってくると、全体的に調子がよくなってきます。体にとって不要なもの、体内に存在していると体にダメージをきたす可能性のあるものを排出するわけですから、当然です。わたしは先ほど、排出する対象として「毒物」や「不要なミネラル」というものを挙げました。よくクリニックでこの話をすると、「わたしは、毒物など摂取していません」とか「ミネラルは体に必要ではないですか」といったような質問をする患者さんがいます。たしかに、ミネラルは概して体にとって必要なものですし、意識的に毒物や毒素を取り入れようという人はいないでしょう。

しかし、今の生活において、知らないうちに食べ物以外からもミネラルを摂りすぎてしまったり、体にとっては排出すべき物質を取り込んでしまったりしていることがあります。たとえば、女性がよく使うヘアカラーなどには鉛が含まれていて、頭皮を通して体内に入ることがあります。また、外的環境から汚染物質などが体内に入ってくることもあります。これらは老化の原因になったり、体に不調をきたす要因になったりすることがあります。

わたしは数年前からクリニックでこの療法を糖尿病治療に取り入れました。アンチエイジングと糖尿病治療とはイメージ的になかなか結びつかないかもしれません。しかし、わたしがこの療法を取り入れようと思った背景にはいくつか理由があります。

まず、最初に述べたように、糖尿病は「糖の代謝障害」です。老化によって代謝がわるくなるということはみなさんご存じでしょう。体を若返らせることによって、代謝を改善すれば、糖尿病は改善されます。実際、治療を開始して間もなく、血糖値にその効果があらわれる人もいます。

次に、キレーション点滴をすると、血管が若返ります。血管内の余分なもの、動脈硬化を起こさせるような物質が排出されるからです。血管が若返ると、血流がよくなります。血流がよくなれば、抹消の血管にまで酸素も栄養もエネルギーも届きやすくなりますし、腎臓の機能も向上してきます。そうなれば、三大合併症の予防、改善にも効果が期待できます。

そして、何より重要なことは、体全体の調子が改善するということです。全体的によくなるということは、当然、膵臓の調子回復も含まれます。さらに、脳梗塞、心筋梗塞の頻度もかなり減少します。つまり、糖尿病ということだけにターゲットを絞った治療というわけではなく、全体の調子をよくしながら糖尿病を改善できるのです。

最後に、とても大事なことですが、この治療法では副作用がほとんどないということです。「ほとんど」というのはあいまいですが、ごくまれに代謝が改善して細胞にブドウ糖がうまく取り込まれてゆくようになることによって、低血糖のような症状を起こす人がいます。しかし、これは代謝がよくなることによるものですし、あくまでもごく一時的なものなので、心配するようなことではありません。わたしが診てきた患者さんのなかでも一人だけです。そういった意味では、副作用はないといっても過言ではないでしょう。

わたしは自分の患者さんのなかでも状態がかなり厳しい方、具体的には、動脈硬化性の状態がひどく、眼底出血が起きている方や腎臓の機能がだいぶ低下している人、あるいは足の神経症状が出てきており、しびれをうったえている方などには、食事療法、運動療法と併せて、まずこのキレーション点滴療法をおすすめしています。すると、みなさん、少しずつ改善が見られる、あるいは平衡状態で悪化しないというようなよい結果が得られています。それだけではありません。糖尿病患者の方は、脳梗塞や心筋梗塞を起こしやすい傾向があります。わたしが診させていただいた方々のなかにも数名いました。ところが、この療法をはじめてから、脳梗塞や心筋梗塞を起こした患者さんが一人も出ていません。ほんとうに素晴らしい治療法だと思います。

ただ残念なことに、キレーション療法は保険診療として認められていません。

全額自費扱いになってしまいますので、患者さんにとっては経済的に負担になります。せっかく効果的かつ患者さんの体への負荷が少ないよい治療法があるにもかかわらず、かぎられた方しか受けられないということは、医師としてとてもやるせない思いになります。

ここまで、わたしがただしいと考える治療について述べてきました。

まちがった治療をせず、基本的には食事療法と運動療法を行い、むずかしい状態の患者さんに対してはキレーション療法を行ってゆけば、改善はもちろん、失明や人工透析、四肢の切断など恐れられている三大合併症による最悪の事態は大部分まぬがれることができると確信しています。

高血糖の背景にはかならず原因があります。医師はまず何がその患者さんにとって問題なのかを把握し、少々の高血糖では大した問題にならないことを説明して理解させ、食事と運動療法をすすめる。極力それで治療をしてゆくべきです。

薬による治療についても、ＳＵ剤を使わなくても、今は新しい理にかなったものが開発されてきています。使用の必要があれば、そういったものを使い、ホルモン系統を外部から調節するような治療は、よほどのことがないかぎりやるべきではないと、わたしは思います。

もう一度最後に申し上げますが、ただしい治療を行えば、糖尿病は決して治らない病気ではありません。

さいごに

みなさんはどのような思いで医療機関へ足を運びますか。

病院やクリニックに通うことが好きだという方は、そうはいらっしゃらないでしょう。通院ということはだれにとってもやっかいなこと、ストレスなことであり、気が進まないことです。それでも、治療に通うのは、今かかえている体の問題、不快感、不調をなんとか改善し、少しでも健康を取り戻したいと思うからです。通院することによって悪化するなどと思いながら通っている方はいません。医療機関は病気を治してくれるところ、改善してくれるところ——そう誰もが信じているのであり、希望をもち、頑張って通ってくださるのです。しかし、この神話が崩れてきています。病院へ通っているのに治らない、クリニックに何年も足を運んでいるのに改善しない、そんな状況はめずらしくないのです。
今回は糖尿病について、わたしの思いを書かせていただきました。長年、治療を受けているのにもかかわらず、状態がよくならない。よくならないどころか、悪化している——こんな悩みをもっている方がたくさんいらっしゃるということ、そして現実として患者数は増え、多くの人がなかなか完治できずにいる現実を目の当たりにして、医師として忸怩たる思いをもちつづけてきました。

「ほんとうにこんな治療をしていてよいのか。患者さんのためになっているのか」

わたしが医学を学んできた現場は、まさに西洋医学中心の世界でした。
西洋医学の考え方では、症状や数値をもとに病名を付け、付いた病名に沿って決まった治療を行います。薬によって症状がとれる、あるいは緩和され、数値が基準値に入るようになれば医師は「改善した」と判断し、患者さんも「よくなった」と満足します。たしかに、感染症や急を要するような事態、あるいは外科的なものであれば、西洋医学のように薬や手術的技術をつかって、即効性をもち、症状を抑える治療は功を奏します。それは西洋医学のすぐれた面です。

しかし、この方法がすべての病気に適用し、最善の効果を引き出せるかというと、決してそうではありません。慢性的な病気、とくに糖尿病のような患者さんそれぞれの生活習慣に起因する疾病については、数値を中心とした診断と対症療法だけでは治せません。それどころか、数値にこだわりすぎると、治らない方向に向けてしまうこともあります。薬を使うことによって数値を正常値に近づけようと努力をしても、患者さんの状態がかならずしもよくなってゆくわけではない、むしろ改善から遠ざかってしまうことさえあるということは、これまでの経験からよく理解しました。

今までのように、西洋医学一辺倒の考え方のもと、摂取カロリー制限と薬で血糖値をきまった数値まで下げる、という治療法で糖尿病に対処するには限界があります。

糖尿病には、患者さんがおかれている社会的立場、家庭環境、精神状態、そして今の健康状態などさまざまな要素が影響します。「血糖値が高い」という症状は同じでも、その状態を引き起こす原因は一人ひとりちがうのです。まず、その原因をさぐり、生活習慣や環境を見直すことが改善に向けての第一歩です。このステップなくして、治癒はありえません。

そして、高血糖の人の膵臓は疲れています。それは明らかな事実です。日々の生活のなかで炭水化物を摂りすぎているのか、あるいは高齢に向かって体が老いてきており、そのために膵臓などの臓器が少し弱ってきたのか、いずれにしても疲れて弱っているのです。弱ってきたのであれば休めてやらなければなりません。にもかかわらず、膵臓にさらに負担をかけるような治療は明らかにまちがいです。体にマイナスになるような対症療法はしてはいけないのです。これらのことは、本文で何度も述べさせていただいたので、もうわたしの考えはご理解いただけたかと思います。

ここでもうひとつ、とても大事なことを付け加えさせていただきます。それは、わたしたちは生き物であり、機械ではないということです。機械であれば、検査をして数値を確認し、許容範囲から逸脱している場合は部品交換などメンテナンスを行えばよいでしょう。しかし、わたしたちは機械ではありません。同じところが同じような不具合を呈するなら、同じ部品交換をすれば直るというものではないのです。

わたしたちはおかれている環境も生活習慣も体質も異なります。同じ数値でも人によって状態は変わります。同じ血糖値でもまったく問題のない人と、やや不具合を呈する人がいます。同じ数値で判断することはできません。また、精神的状態によって、体の状態は大きく変わってきます。機械にはない「心」によって、わたしたちの体は大きな影響を受けるのです。数値を過信し、人間を機械のように扱う治療がかえって人を治癒から遠ざけ、病気にしてしまっているのです。わたしたちは本質的に「生き物」であるということを理解し、そのことを忘れてはならないのです。あくまでも人間はひとつの生き物であって、決して機械ではないということを頭に入れておけば、正常値にこだわることだけがよいことではないということがよく分かるはずです。

ところが、今の多くの医療は、わたしたちが生き物であるということを無視したような考え方をしているように思えます。どんなやり方であろうが、血糖値が下がればそれでいい、それが糖尿病をよくしてゆくための最善の方法であるとする傾向があります。あくまでも科学的根拠を重視し、それにのっとって対症療法を行います。たしかに、科学的根拠は医学の発展において大切なものであるとは思います。しかし、完璧な科学的根拠というものはありません。「あらたな科学的根拠」というものが発見されれば、それまでのものは過去のものになります。過去のものは、未熟なものとして新しいものにとって代わられる運命にあるのです。現に、わたしが医師になって間もないころに、科学的根拠にのっとり開発された多くの薬はすでに姿を消しました。

テクノロジーは日進月歩で発展し、さまざまなことが明らかになってきましたが、それでも人間の体は、未知の世界です。これからどんなに技術が進歩しても、人間の体のなかで起きていることすべてが明らかになる日はこないでしょう。まさに神秘の世界です。その未知数の世界に科学的根拠をあてはめようとしても、あてはまらないこともたくさんあります。だからこそ、その体に手を加える医師たちはもっと生命体である人間に対し、敬意を払わなければいけないのです。そして、自分たちが行っている治療が、今自分たちがもちうる知識と技術を駆使した最善のものなのか、ほんとうに患者さんのためになっているのか、つねに自問しつづけてゆかなければならないと思います。

何年か先には、あんな治療をしていたのか、だれが見てもおかしいではないか。疲れた膵臓にムチを打ってインスリンを無理やり出させて血糖値だけを下げる、そんなばかげたことを過去の医療関係者はやっていたのか。といわれる日がくるかもしれません。最近このことに気づいた医師が増えてきました。なんとなく変だと感じはじめている人も少なくありません。「その日は」、そう遠くない未来だと思うのです。

医師になっておよそ三十五年、ＳＵ剤やインスリン注射を使った一般的な糖尿病の治療方法について、長年、疑問を抱いてきました。そして、手さぐりのなかで、ＳＵ剤は使わないことを決心し、インスリン注射もほんとうに必要な人だけにし、他の薬についても必要最小限にするという信念で治療を行ってきました。多くの患者さんを診させていただいて、今ようやく自信をもって「最初にまちがった治療さえしなければ、糖尿病は治る」とはっきりいえるようになりました。医師としてようやくスタートラインに立てた、そう感じています。

これからも、よりよい治療法を模索しながら、医師としての道を歩んでゆきたいと思います。そしてこれからも、こうして、みなさんに伝え、共有してゆきたいと考えています。ぜひ、ご意見、感想をお聞かせください。

最後になりますが、みなさんのご健康とご発展を心より祈念いたしております。
ありがとうございました。

桑員クリニック院長
医学博士　橋爪　勝

橋爪　勝（はしづめ まさる）

医学博士。三重県立大学（現·三重大学）医学部卒業。三重県桑名市にて桑員クリニック開業。日本内科学会認定医。アルコール肝炎の研究で大きな成果をあげ、博士号を取得。サルノコシカケを利用した抗ガン剤の開発に携わり、内科医として活躍している。統合医療を提唱、西洋医学を補う目的でノニを利用し、その効果をあげている。日本では数少ないノニ研究の第一人者。2006年、社会文化功労賞受賞

糖尿病はこわくない

2011 年 9 月 25 日　初版発行

著者　橋爪勝
発行者　五郎誠司
発行所　株式会社出版館ブック・クラブ
〒101-0052
東京都千代田区神田小川町 3-9-6
TEL 03-5282-5112 / FAX 03-5282-5113
カバーデザイン　下川雅敏
印刷・製本　株式会社グラフィカウエマツ

ISBN978-4-915884-67-2